Christian Thomsen

Ärtztliche Fähigkeiten für das Hammerexamen

W0178176

Gewidmet meinem Lehrer
Herrn Prof. Dr. med. Markwart Michler,
1923–2001, ehemals Direktor
des Instituts für Geschichte der Medizin
der Universität Gießen

Christian Thomsen

Ärztliche Fähigkeiten für das Hammerexamen

Bildführer zur
körperlichen Untersuchung

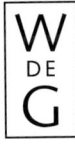

Walter de Gruyter
Berlin · New York

Dr. med. Christian Thomsen
Consultant Anaesthetist
Partnership Health Group Ltd
Barlborough NHS Treatment Centre
Lindrick Way, Barlborough,
Chesterfield, S43 4XE
UK

Das Buch enthält 121 Abbildungen.

ISBN 978-3-11-020232-8

Bibliografische Information der Deutschen Nationalbibliothek

Die Deutsche Nationalbibliothek verzeichnet diese Publikation in der Deutschen Nationalbibliografie; detaillierte bibliografische Daten sind im Internet über http://dnb.d-nb.de abrufbar.

© Copyright 2008 by Walther de Gruyter GmbH & Co. KG, 10785 Berlin. – Dieses Werk einschließlich aller seiner Teile ist urheberrechtlich geschützt. Jede Verwertung außerhalb der engen Grenzen des Urheberrechtsgesetzes ist ohne Zustimmung des Verlages unzulässig und strafbar. Das gilt insbesondere für Vervielfältigungen, Übersetzungen, Mikroverfilmungen und die Einspeicherung und Verarbeitung in elektronischen Systemen. Printed in Germany.
Der Verlag hat für die Wiedergabe aller in diesem Buch enthaltenen Informationen (Programme, Verfahren, Mengen, Dosierungen, Applikationen etc.) mit Autoren und Herausgebern große Mühe darauf verwandt, diese Angaben genau entsprechend dem Wissensstand bei Fertigstellung des Werkes abzudrucken. Trotz sorgfältiger Manuskriptherstellung und Korrektur des Satzes können Fehler nicht ganz ausgeschlossen werden. Autoren bzw. Herausgeber und Verlag übernehmen infolgedessen keine Verantwortung und keine daraus folgende oder sonstige Haftung, die auf irgendeine Art aus der Benutzung der in dem Werk enthaltenen Informationen oder Teilen davon entsteht.
Die Wiedergabe von Gebrauchsnamen, Handelsnamen, Warenbezeichnungen und dergleichen in diesem Buch berechtigt nicht zu der Annahme, dass solche Namen ohne weiteres von jedermann benutzt werden dürfen. Vielmehr handelt es sich häufig um gesetzlich geschützte, eingetragene Warenzeichen, auch wenn sie nicht eigens als solche gekennzeichnet sind.

Illustrationen: H. Holtermann, Dannenberg. Gesamtherstellung: Druckhaus „Thomas Müntzer" GmbH, Bad Langensalza. Einbandgestaltung: deblik Berlin.

Vorwort

Ärztliche Fähigkeiten der unmittelbaren Krankenuntersuchung werden nicht nur im Hammerexamen abverlangt. Sie sind das Fundament für alle Ärzte, die am Krankenbett diagnostizieren.

Über 70 Prozent der Diagnosen in der Inneren Medizin können durch Anamnese und körperliche Untersuchung bestimmt werden. Im Vorfeld einer apparativen Absicherung bilden Anamnese und unmittelbare Untersuchung die Grundlage für eine Diagnostik, die an jedem Ort und zu jeder Stunde einsetzbar ist, sich durch eine kostengünstige, risikolose Anwendung und geringe Störanfälligkeit auszeichnet, zu unmittelbaren, raschen Ergebnissen führt und die durch ihre vielfältigen Wechselwirkungen einen Zugang zu Körper und Seele des Patienten beinhaltet. Dieses Buch beschäftigt sich nur mit der Darstellung der körperlichen Untersuchung. Neben einem kurzen, zur Untersuchung anleitenden Text und der Beschreibung des Normalbefundes, zeigt es in einer Bildfolge die ärztliche **Status praesens**-Untersuchung, so wie sie z.B. in der Inneren Medizin ausgeführt wird.

Warum ein solcher Bildführer ?

1 Er soll die Umsetzung von der Theorie einzelner Untersuchungsschritte in die Praxis erleichtern und soll zu einem sinnvollen, kompletten Untersuchungsgang anleiten. In Kursen hat der Student Perkussion und Auskultation erlernt, steht er aber allein vor einem Patienten, so fallen der Ablauf und die Ausübung einer kompletten Untersuchung unendlich schwer.

2 Der klinische Anfänger hat nicht das Wissen um die vielen Krankheiten und Syndrome. Er kann nicht - nach einer „minimalen Basisuntersuchung" - durch gezielte Zusatzuntersuchungen die für die Diagnose wichtigen Befunde erheben. Er sollte daher nicht problemorientiert, sondern vollständig, rasterartig, standardisiert untersuchen, um auch ohne jahrelange Erfahrung die für die Diagnose wichtige klinische Information zu erhalten.

3 Viele Lehrbücher der Krankenuntersuchung sind durch die Vielzahl der geschilderten Griffe und Verfahren aus allen klinischen Fächern so umfangreich, dass die Übersicht verloren geht.

Sicher lässt sich über zusätzliche Techniken der unmittelbaren Untersuchung oder über die Entbehrlichkeit gewisser Schritte bei einer vollständigen körperlichen Routineuntersuchung streiten. Es waren klinische Lehrer in Deutschland und England, deren Sorgfalt bei der Untersuchung mich nachhaltig beeindruckte und mir den Mut zur Erstellung des Buches gab.

Durch das Erlernen der unmittelbaren Untersuchungsmethoden erwirbt man eine der ganz wichtigen Grundlagen des ärztlichen Berufes! Bei den Untersuchungen sollte man neben einem **flüssigen Ablauf** vor allen Dingen auf Folgendes achten: was ist normal? Ist zum Beispiel die Hautfarbe des Untersuchten normal?, seine Hände?, seine Zungenoberfläche?, die Farbe seiner Konjunktivalsäcke?, der Auskultationsbefund von Herz und Lunge?, normal oder nicht normal? Das vorliegende Buch konzentriert sich vorwiegend auf den Untersuchungsablauf und den Normalbefund, an ausgesuchten Stellen geht es auf Krankheitsprozesse ein. In diesem Sinne ist es kein klinisch-differentialdiagnostisches Kompendium, sondern ein Leitfaden zur Überprüfung des Status praesens, zur allgemeinen Anamnese- und Untersuchungstechnik, ein Buch über **ärztliches Handwerk**. Die Wurzeln dieses Handwerks, das gerade gut 200 Jahre alt ist, werden in einem kurzen **geschichtlichen Überblick** am Ende des Buches dargestellt. Seit gut 100 Jahren werden die ärztlichen Fähigkeiten am Krankenbett herausgefordert von einer apparativen Diagnostik. Durch die Darstellung des historischen Prozesses, in dem apparativer Gewinn und handwerklicher Verlust deutlich werden, kann die **Medizinhistorie** dazu beitragen, wichtiges diagnostisches Rüstzeug, ärztliche Fähigkeiten am Krankenbett, zu erhalten.

Chesterfield, Juli 2008   Dr. med. Christian Thomsen

Inhaltsverzeichnis

1. Anamneseerhebung

Die Anamnese wird erhoben, um möglichst viele krankheitsrelevante Informationen zu erhalten: Im direkten Gespräch mit dem Patienten (Eigenanamnese) oder auch indirekt (Fremdanamnese), z.B. durch ein Gespräch mit betroffenen Angehörigen bei Bewusstseinsstörung des Patienten. Eine umfassende Anamnese dauert für den Geübten ungefähr 20 Minuten und führt zusammen mit der körperlichen Untersuchung (Dauer nicht viel mehr als 10 Minuten) in mindestens 70% der Fälle zur richtigen Diagnose. Formulieren Sie offene Fragen (z.B. „Was führt Sie her?"), um durch die freie Schilderung des Patienten zu erfahren, was ihm am wichtigsten ist (Nachteil: evtl. weitschweifige Antworten). Stellen Sie danach gezielte Fragen, um zu sondieren und das Gespräch in eine bestimmte Richtung zu lenken (z.B. „Und was passierte dann?") und zu katalogisieren (z.B. Schmerzanalyse). Vermeiden Sie Suggestivfragen (z.B. „Schweißausbruch und Übelkeit haben Sie wohl nicht dabei gehabt?"). Alle wichtigen anamnestisch erhobenen Daten werden prägnant dokumentiert (z.B. nach dem Patientengespräch in einen standardisierten Anamnesebogen eingetragen) einschließlich Zeitpunkt der Anamneseerhebung sowie Namen von Arzt und Patient. (Teil-)Diagnosen, die der Patient mitteilt, werden entsprechend gekennzeichnet (z.B. durch Zitat-Anführungsstriche: „1993 kein Geschwür festgestellt"). Die im Folgenden aufgezeigte Struktur der Anamneseerhebung ist nur eine von vielen möglichen:

Allgemeine Patientendaten
Entnehmen Sie dem Krankenblatt Name, Alter, Beruf, Datum der Aufnahme in die Klinik. Begrüßen Sie den Patienten, stellen Sie sich vor und treten dabei an die rechte Seite (klinische Tradition) des Krankenbetts.

Aktuelle Symptome
Beginnen Sie das Anamnesegespräch mit offenen Fragen (z.B. „Welche Beschwerden haben zur Einweisung ins Krankenhaus geführt?" oder „Mit welchen Beschwerden sind Sie hierher gekommen?") und beurteilen Sie die Dringlichkeit von Diagnostik/Therapie, um bei einem Notfall das Gespräch (vorerst) auf ein notwendiges Minimum abzukürzen.
Fragen Sie anschließend gezielt nach:
- Entwicklung der aktuellen Symptome: z.B. „Wann fing es an?" „Wie war der Beginn?" (langsam zunehmend oder plötzlich) „Wie lange andauernd?" „Haben Sie es zuvor schon einmal gehabt?" „Wie häufig?"
- Lokalisation (punctum maximum, Ausstrahlung), Charakter (z.B. dumpf, stechend, kolikartig) und Stärke von Schmerzen (Fernsehen möglich?,

nachts davon aufgewacht? Einschätzung auf einer visuellen Skala von 1 bis 10) sowie deren Begleiterscheinungen (z.b. Fieber, Schwitzen, Übelkeit, Erbrechen) und beeinflussende Faktoren (Besserung/Verschlechterung je nach Körperlage, Speise, Tageszeit, Medikamente usw.)

Funktionell zusammengehörende Organsysteme
Erfragen Sie systematisch weitere Symptome, um nichts zu übersehen, was relevant sein könnte

Lunge:
- Husten/Atemnot/Brustschmerz? Wann? Wie oft?
- Sputum? Farbe? Menge?

Herz-Kreislauf-System:
- Atemnot/Brustschmerz? Bei Belastung („Nach wie vielen Treppen?") oder in Ruhe?
- Nächtliches Wasserlassen? Wie oft?
- Anschwellen der Beine?
- Luftnot beim flachen Liegen? Bluthusten?
- Herzrasen? Schwitzen (Hitzeintoleranz)/Frieren (Kälteintoleranz)?
- Schwindel? Schwarzwerden vor Augen? Bewusstlosigkeit?
- Gehstrecke:„Machen Sie Ihre Einkäufe selbst?" „Müssen Sie zwischendurch stehenbleiben? Wie oft?"

Magen-Darm-Trakt, Leber/Galle:
- Bauchschmerzen?
- Appetit? Durst? Gewichtsverhalten?
- Sodbrennen? Übelkeit? Erbrechen?
- Meiden/Unverträglichkeit von Speisen?
- Stuhl: Farbe, Konsistenz, Häufigkeit, Menge, Blut-, Schleimbeimengung?
- Wann das letzte Mal abgeführt? Gehen Winde ab?
- Gelbsucht durchgemacht?

Urogenitaltrakt:
- Urin: Farbe, Menge, Geruch
- Wasserlassen: Häufigkeit, Nachtropfen, Startschwierigkeit, schwacher Strahl, Schmerzen/Brennen (vorher, während oder nach dem Wasserlassen?)
- Ausfluss, Geschlechtskrankheiten
- Bei Frauen zusätzliche gynäkologische Anamnese:
  Menstruation, letzte Regel, Klimakterium, Geburten, Aborte, Kontrazeption

Nervensystem:
- Schlafstörung? Kopfschmerzen? Schwindel?
- Bewusstseinsverlust? Erinnerungsvermögen?

- Krampfanfälle?
- Taubheitsgefühle, Kribbeln, Nadelstechen?

Gerinnungssytem:
- erhöhte Blutungsneigung („leicht und häufig blaue Flecke oder Nasenbluten")

Medikamentenanamnese:
- z.B. Abführ-, Schlaf-, Schmerzmittel? Welche regelmäßig und in welcher Dosierung?
- Alkohol-, Nikotin-, Drogenkonsum
- wenn ja, was und wie viel? Seit wann Karenz?

Immunologie:
- Allergie?
- Impfungen?

Reiseanamnese:
- Auslandsaufenthalt?

Sonstiges:
- Tierkontakt
- Arbeitsanamnese (z.B. Noxen, Schichtdienst)

Vorgeschichte
- Erkrankungen: Infektionskrankheiten (z.B. Tuberkulose, Hepatitis), Diabetes mellitus, Malignom, Psychose, Kinderkrankheiten
- Krankenhaus-, Kuraufenthalte
- Operation
- Unfälle, Kriegsverletzung

Familienanamnese
- Eltern, Geschwister: erbliche Erkrankung und Erkrankungen mit genetischer Disposition, Todesursache, Suizid?

Sozialanamnese
je nach Krankheitsrelevanz kurz oder ausführlich
- verheiratet? Kinder?
- Probleme/spezielle Sorgen, die Sie gerne ansprechen möchten?
- Machen Sie Ihren Beruf gern? Gibt Ihnen Ihr Partner ein Gefühl von Glück und Zufriedenheit oder Sorgen?

2. Körperliche Untersuchung

Die körperliche Untersuchung beruht im Wesentlichen auf Inspektion, Perkussion, Auskultation und Palpation. Sie sollte möglichst immer in einer bestimmten standardisierten systematischen Abfolge durchgeführt werden. Vorgeschlagen wird folgende Reihenfolge (siehe Abbildungen des Bildführers):

- Hand/Arm/Achsel
- Hals/Kopf
- Rücken/Thorax
- Abdomen
- Bein/Fuß
- Nervensystem
- rektal

Als Utensilien/Instrumentarien sind erforderlich:

- Mundspatel
- Taschenlampe, die möglichst gut fokussiert
- Geruchsproben (z.B. Aromateebeutel)
- Wattebausch/Tupfer
- Stimmgabel
- Stethoskop mit Trichterteil (für tiefe Frequenzen) und Membranteil (für höhere Frequenzen)
- Bandmaß (für Umfangsmessung, z.B. von Extremitäten, Hals, Thorax, Bauch)
- Reflexhammer, möglichst schwer (reproduzierbarerer Befund bei „Fallenlassen" aus definierter Höhe als bei subjektiv gleicher Schlagstärke) und mit spitzem Griffende oder eine Nadel beinhaltend (für Fremdreflexe)
- Blutdruckmessgerät
- Fingerling/Einmalhandschuh, Vaseline

Um pathologische Befunde auf der Haut zu markieren, können Sie z.B. einen Fettstift verwenden.

3. Befunderhebung

3.1 Allgemeine Befunderhebung

Bereits mit der Begrüßung des Patienten beginnt die körperliche Untersuchung. Während des Anamnesegesprächs sind beurteilbar:

- Allgemeinzustand, Ernährungszustand/Fettverteilung
- Haut: Farbe (z.B. Ikterus, Zyanose), Feuchtigkeit (feucht/trocken), Temperatur (kalt/warm), Turgor (vermindert?), Verschieblichkeit (vermindert?), Effloreszenzen (z.B. Pigmentanomalie)
- Geruch: z.B. Foetor ex ore
- Körperhaltung (z.B. Lähmung, Schonhaltung), Mimik (z.B. Hypomimie), Bewegung (z.B. Tremor, Faszikulieren, Ataxie), Sprechen (z.B. Dysarthrie)
- Bewusstsein: z.B. Orientiertheit, Aufmerksamkeit, Vigilanz (z.B. Somnolenz)
- Atmung (z.B. Dyspnoe)

Jeder erhobene Befund wird möglichst präzise dokumentiert. Hierzu gehören:

- Lokalisierung: Verwendet werden z.B. anatomische Orientierungslinien (z.B. thorakal: Medioklavikularlinie, mittlere, vordere und hintere Axillarlinien usw.), Felder (z.B. abdominal: Epigastrium) bzw. Regionen (z.B. abdominale Quadranten) oder Höhenzuordnung z.B. zu einem bestimmten Wirbelkörper.
- Größe, Farbe (Glasspatelprobe: wegdrückbares Erythem?), Form, Temperatur (z.B. warm?), Rand- und Oberflächenbeschaffenheit einer Effloreszenz bzw. eines Tumors sowie Konsistenz (derb/weich/fluktuierend), Verschieblichkeit und Pulsation eines Tumors (mit Lymphknotenstatus)
- Dolenz (z.B. bei Berührung, Druck)

3.2 Spezielle Befunderhebung

3.2.1 Lunge

Durch **Inspektion** können Atmung (z.B. Tachypnoe, Bauchatmung) und Thorax (Form, atemabhängige Bewegung) beurteilt werden. Auch die Hautfarbe (z.B. zentrale Zyanose) kann pulmonale Hinweise geben.

Durch **Palpation** werden u.a. die inspektorisch erhobenen thorakalen Befunde (z.B. Atemexkursionen) näher untersucht sowie der Stimmfremitus (s.u.) beurteilt.

Bei der **Perkussion** entstehen je nach Luftgehalt (Schwingungsfähigkeit) des perkutierten Gewebes (Eindringtiefe bis 5 cm) unterschiedliche Schall-qualitäten. Bei der vergleichenden Perkussion (indirekt und laut) wird der erzeugte Klopfschall (KS) korrespondierender Stellen rechts- und linkstho-rakal bei stets gleicher Stärke des Anschlags miteinander verglichen und beurteilt. Bei der Grenzperkussion wird durch indirekte leise Perkussion der Grenzbereich von wenig lufthaltigem Gewebe gegen lufthaltiges Ge-webe erfasst, im Rahmen der pulmonalen Untersuchung die Lungen-Leber-Grenze (siehe Bildführer 66b) und die atemabhängige Verschieblichkeit der unteren Lungengrenzen (siehe Bildführer 55).

Der **Klopfschall** wird beurteilt nach:
- Lautstärke: leise/laut
- Dauer: lang/kurz
- Frequenz: tief/hoch
- Klang: tympanitisch/nicht tympanitisch

Die Sprache der Klinik fasst zusammen und kürzt ab:
- **sonor:** laut, lang, tief; physiologischer pulmonaler KS
- **hypersonor** (Schachtelton): lauter, länger, tiefer als sonor; pathologi-scher pulmonaler KS bei erhöhtem Luftgehalt (z.b. Emphysem, Asthma, Pneumothorax)
- **gedämpft** (abgeschwächt): *absolut* (leise, kurz, hoch) als physiologischer KS über der Hüfte (Schenkelschall) sowie über Herz und Leber im Be-reich der absoluten Leber- und Herzdämpfung (siehe Bildführer 66b und 71), als pathologischer KS über Lungenarealen verringerten Luftgehalts (z.B. Infiltrat, Atelektase, Pleuraerguss); *relativ* (ebenfalls leiser, kürzer, höher als sonorer KS, aber nicht ganz so leise, kurz, hoch wie absolut gedämpfter KS) als physiologischer KS im Grenzbereich zwischen luft-haltigen und nichtlufthaltigen Organen (relative Leber- und Herzdämp-fung), als pathologischer pulmonaler KS im Grenzbereich zu minderbe-lüfteten Lungenarealen
- **tympanitisch:** laut und klangähnlich (Schwingung aus Grundton und harmonischen Obertönen); physiologisch über lufthaltigen Abdominal-organen

Durch seitenvergleichende **Auskultation** werden die Atemgeräusche (AG) und evtl. vorhandene Nebengeräusche beurteilt:

Atemgeräusche
- **vesikulär** (alveolärer Ursprung)
  leises, tiefes, brausendes AG aus vielen Teiltönen (100 bis 1000 Hz)
  Dauer: ohne Unterbrechung während der gesamten Inspiration sowie nur kurz in der Exspiration
  physiologisches AG (am besten hörbar dorsal gerade über dem Zwerch-

fell), besonders laut bei tiefer Atmung und bei Kindern (pueriles AG)

– **bronchial** (bronchialer Ursprung)

hohes, lautes AG (Klang ähnlich wie ein scharfes lautmalerisches „ch") aus vielen Teiltönen (800 bis 6000 Hz, wobei die Frequenzen zwischen 2000 und 4000 Hz die größte Amplitude haben) ähnlich dem physiologischen AG über der Trachea (Trachealatmung; etwas tieferfrequent als Bronchialatmung)

Dauer: Inspiration und nach einer kleinen Pause in der Exspiration

pathologisches AG (die in den Bronchien entstehenden Schallerscheinungen werden normalerweise von dem umgebenden lufthaltigen Lungengewebe abgeschwächt und aufgehoben), z.B. bei Infiltration (siehe Synopsis)

– **bronchovesikulär** (Mischung aus vesikulärer und tracheobronchialer Atmung)

verstärkter (lauter) und verschärfter (länger im Exspirium) als vesikuläres AG

physiologisch im Bereich des oberen Sternums und der oberen Brustwirbeln sowie bei Kindern (pueriles AG, beidseitig)

pathologisch einseitig (z.B. bei beginnender Infiltration) auch als auskultatorisch verlängertes Exspirium bezeichnet (zu unterscheiden von einer sichtbar verlängerten Exspiration bei Asthma bronchiale)

– **amphorisch**

tiefes, hohles AG, als wenn man über die Mündung einer Flasche bläst

pathologisch (über Kavernen, evtl. bei Pneumothorax)

Nebengeräusche sind pathologisch und überlagern das AG. Unterschieden werden Rasselgeräusche (RG) und Reibegeräusche (Pleurareiben):

– **Trockene RG** entstehen bei verengten Atemwegen (Mukosaödem oder Bronchospasmus) durch schwingende visköse Sekrete in den kleinen Atemwegen (Giemen, klingt wie Pfeifen/Piepen) und in den großen Bronchien (Brummen, klingt wie Schnurren/Brummen). Sie sind am deutlichsten hörbar in der Exspiration.

– **Feuchte RG** entstehen durch Verwirbelung flüssiger Sekrete (Platzen von Luftbläschen), z.B. entzündliches Sekret, Ödemflüssigkeit. Sie sind am lautesten hörbar am Ende der Inspiration. Je nach Frequenz werden sie eingeteilt in:

  • *kleinblasig* (hoch): Entstehung in kleinen Bronchien (z.B. Pneumonie); Klang wie ein Büschel Haare, das man zwischen Daumen und Zeigefinger vor dem eigenen Ohr hin und herdreht (zu unterscheiden von Entfaltungsknistern, das nach einem Hustenstoß verschwindet)

  • *mittelblasig* (mittel): Entstehung in mittleren Bronchien (z.B. Bronchitis)

- *großblasig* (tief): Entstehung in großen Bronchien (z.b. Lungenödem, Bronchiektasie)

Weiter unterteilt werden die feuchten RG nach ihrem Klang in:

- *nicht klingend* (ohrfern): Entstehung in den Bronchien einer lufthaltigen Lunge (z.b. kleinblasige nicht klingende RG bei Lungenstauung)
- *klingend* (ohrnah): Entstehung in den Bronchien eines infiltrierten, d.h. luftleeren aber nicht durch Bronchusverschluss kollabierten Lungenbezirks (z.b. kleinblasige klingende RG bei Pneumonie)
- **Pleurareiben:** ohrnahes atemsynchrones pleurales Reibegeräusch bei Pleuritis fibrinosa sicca gleich laut in Inspirium und Exspirium, diskontinuierlich, Klang ähnlich dem Lederknarren neuer Schuhe

Zusätzlich wird der **Stimmfremitus** (thorakale Palpation von Vibrationen während der Patient mit normal lauter tiefer Stimme „99" sagt) und die **Bronchophonie** (pulmonale Auskultation während der Patient hoch zischend „66" flüstert) untersucht. Über Arealen mit reinem bronchialem AG ist der Stimmfremitus verstärkt und die Bronchophonie positiv (scharfe und klare Konsonanten und Vokale auskultierbar; über der normalen, lufthaltigen Lunge dagegen negativ).

Die Dokumentation der pulmonalen Befunde sollte objektiv und reproduzierbar ohne Interpretation erfolgen mit topographischer Zuordnung zum betroffenen Lungenfeld (apikal/mittel/basal, ventral/dorsal, rechts/links). Klinisch häufig verwendete Bezeichnungen wie bronchitische RG (gleichzeitiges Vorliegen trockener und feuchter RG bei Bronchitis), pneumonische RG (feuchte RG bei Pneumonie) und spastische RG (trockene RG bei bronchialer Obstruktion) sollten zur Befundbeschreibung vermieden werden, da sie direkt auf Diagnosen hinweisen und differentialdiagnostische Überlegungen einschränken.

Atemgeräusche (vesikulär und bronchial)

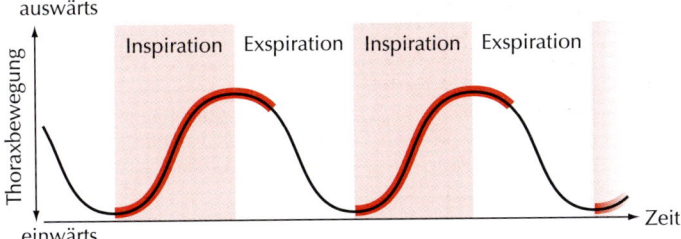

Vesikuläratemgeräusch, tiefe Frequenz ~ 600 Hz, „W-Laut"
Glockenteil des Stethoskops vorteilhaft. Die roten Kurvenabschnitte geben das zeitliche Auftreten des Geräusches
schematisch wieder.

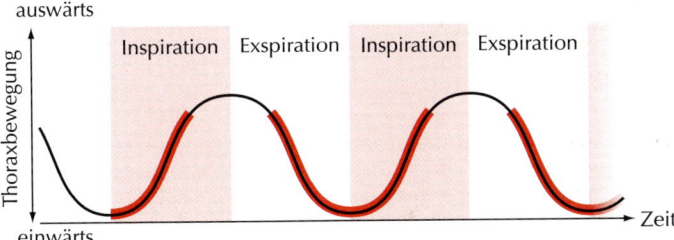

Bronchialatemgeräusch, hohe Frequenz ~ 500–4000 Hz
„Chi-Laut", Membranteil des Stethoskops vorteilhaft.
Die roten Kurvenabschnitte geben das zeitliche Auftreten
des Geräusches schematisch wieder.

Synopsis klinischer Zeichen bei Lungenerkrankungen

physikalischer Zustand	Diagnose	Inspektion
normale, lufthaltige Lunge		gleichmäßige Thorax-Ausdehnung bei Einatmung, dabei symmetrische Bauchvorwölbung
verminderter Luftgehalt totale Infiltration	Pneumonie	Tachypnoe, flache Atmung, Atemhilfsmuskulatur
verminderter Luftgehalt, partielle Infiltration	beginnende Bronchopneumonie	Husten
interstitielle Infiltration	atypische Pneumonie*	trockener Reizhusten
verminderter Luftgehalt bei Bronchialverschluss	Okklusionsatelektase	einseitiges Nachziehen bei der Einatmung, evtl. Einziehung
verminderter Luftgehalt bei Kompression, aber offener Bronchus, z.B dünner Pleuraerguss	Kompressionsatelektase	einseitiges Nachziehen bei der Einatmung, evtl. Einziehung
Tracheobronchitis viral (im Verlauf oft bakterielle Sekundärinfektion)	akute Bronchitis	schmerzhafter Husten, zäher, glasiger Auswurf

* Diskrepanz zwischen unauffälligem klinischen Befund, aber auffälligem Röntgenbefund: milchglasartige Verschattung

Palpation Stimmfrem. (SF)	Perkussion	Auskultation Atemgeräusch (AG) Nebengeräusch (RG)	Broncho-phonie
gleichmäßige Ausdehnung bei Einatmung SF normal	sonorer KS, Lungengrenzen an normaler Stelle, paravertebral ca.11. BWK, normal verschieblich, ca. 5 cm	vesikulär	negativ
SF verstärkt	KS-Dämpfung	bronchial feuchte, klingende RG	positiv
SF normal, evtl. verstärkt	evtl. KS-Dämpfung	verlängertes Exspirium oder bronchovesikulär, feuchte und/oder trockene RG	evtl. positiv
SF normal	Sonorer KS	vesikulär, wenige feuchte RG	negativ
SF aufgehoben	KS-Dämpfung	aufgehoben	negativ
SF evtl. verstärkt	KS-Dämpfung	bronchovesikulär bis bronchial	positiv
SF normal	sonorer KS	vesikulär bis bronchovesikulär, trockene RG	negativ

physikalischer Zustand	Diagnose	Inspektion
vermehrter Luft- gehalt, anfallsartige Bronchialobstruktion	Asthma bronchiale im Anfall	exspiratorische Luftnot, exspi- ratorischer Stridor, verlängerte Ausatemphase Atemhilfsmuskulatur aktiv
funktionelle Störung der Bronchialschleimhaut	chronische Bronchitis**	Husten und Auswurf
Strukturelle Störung, ver- mehrter Luftgehalt distal der bronchioli respira- torii	Emphysem	Fassthorax
Eindringen von Luft in den Pleuralraum, nach z.B. Hustenstoß mit Platzen einer subpleura- len Emphysemblase, oft ventilartig mit Spannung	Spontan-/ Spannungs- pneumo- thorax	Luftnot, Zyanose, einseitig vorgewölbtes Abdomen
Flüssigkeit im Pleuraraum	Pleuraerguss	einseitiges Nachziehen der betroffenen Seite
narbige, dicke, fibröse Verwachsung der Pleu- rablätter nach Pleuritis exsudativa	Pleura- schwarte	verminderte Atemexkursion

** WHO-Definition 1966: Husten und Auswurf an den meisten Tagen während mindestens je drei Monaten an zwei aufeinander folgenden Jahren, Chronische Bronchitis oft vergesellschaftet mit obstruktiver Ventilationsstörung und unter- schiedlich ausgeprägtem Emphysem: COPD, COLD

Palpation Stimmfrem. (SF)	Perkussion	Auskultation Atemgeräusch (AG) Nebengeräusch (RG)	Bronchophonie
	hypersonorer KS	leises vesikuläres AG, trockene RG,	
SF normal	sonorer KS	meist vesikulär, trockene RG, bei Infekt auch feuchte RG und bronchovesikuläres AG	negativ
verminderte Thoraxausdehnung, SF normal	hypersonor KS	leises vesikuläres AG	negativ
SF aufgehoben	hypersonor KS	sehr leises AG mit amphorischem Beiklang	negativ
SF aufgehoben	KS-Dämpfung	AG abgeschwächt oder aufgehoben, oberhalb des Ergusses Zone mit Bronchialatmung	negativ, oberhalb positiv
SF normal	KS-Dämpfung	AG abgeschwächt	negativ

3.2.2 Herz-Kreislaufsystem

Durch **Palpation**, evtl. auch durch **Inspektion** sind Gefäßpulsationen (kompletter Pulsstatus/Jugularvenenpuls, Pulsus paradoxus? Einflussstauung? Kussmaul-Zeichen?), Herzspitzenstoß (hebend? verbreitert? verlagert?) und evtl. andere kardiale Pulsationen (z.b. rechtsventrikulär bei Ventrikelseptumdefekt mit Herzbuckel) zu beurteilen. Evtl. vorhandene laute Herzgeräusche sind palpatorisch als Schwirren (Vibrationen ähnlich dem Schnurren einer Katze) wahrzunehmen. Auch extrathorakale Befunde können klinische Zeichen für kardiovaskuläre Erkrankungen sein: z.B. Knöchelödem für Herzinsuffizienz, Osler-Knötchen für subakute Endokarditis, Mitralgesicht mit bläulichroten Wangen für Mitralklappenstenose, Zyanose/Trommelschlegelfinger für Herzvitium mit Rechts-Links-Shunt (mit typischer Hockstellung bei Fallot'scher Tetralogie), umschriebene Blässe/Kälte/trophische Störung für periphere arterielle Verschlusskrankheit und umschriebene Schwellung/Überwärmung/trophische Störung für chronisch-venöse Insuffizienz (DD des Ulcus cruris: siehe Seite 19 Synopsis).

Durch **Grenzperkussion** werden die relative und absolute Herzdämpfung (z.B. bei Pericarditis exsudativa/Perikarderguss verbreitert zusammen mit auskultatorisch leisen Herztönen, bei Aneurysma der aszendierenden Aorta parasternal rechts oben, im Bereich des Gefäßbandes, deutlich nach rechts verbreitert) zur Einschätzung der Herzgröße ermittelt.

Auskultiert werden Gefäße (Strömungsgeräusch?), z.B. die Karotiden, sowie das Herz.

Durch die **Auskultation des Herzens** (definierte Auskultationspunkte entsprechend Punctum maximum/Schallfortleitung: (siehe Bildführer 72a) werden Herzrhythmus (z.B. Pulsdefizit?), Herztöne (Dauer $\leq 0,1$ s) und evtl. vorhandene Herzgeräusche (Dauer $> 0,1$ s; Frequenz meist > 250 Hz) beurteilt. Der Stethoskoptrichter leitet tiefere Frequenzen besser, der Membranteil höhere. Auch durch veränderte Körperhaltung (nach vorne gebeugtes Sitzen/Linksseitenlage) und Atemphase (Inspiration/Exspiration) des Patienten lassen sich die auskultatorischen Befunde unterschiedlich wahrnehmen.

Herztöne

– **Erster Herzton:** Entsteht durch den Schluss der Segelklappen (Mitral- und Trikuspidalklappe) und die Ventikelanspannung bei noch geschlossenen Taschenklappen (Aorten- und Pulmonalklappe) und markiert damit den Beginn der Systole. Er ist dem Punctum maximum/Fortleitungsbereich entsprechend an der Herzspitze lauter hörbar als an der Herzbasis. Die Identifikation wird durch gleichzeitige Palpation des Karotispulses (unmittelbar nach erstem Herzton (siehe Bildführer 72b) erleichtert. Der erste Herzton kann als klinisches Zeichen besonders laut (z.B. bei

Auskultation Herz
(die gerasterten Rahmen geben grob schematisch Töne an)

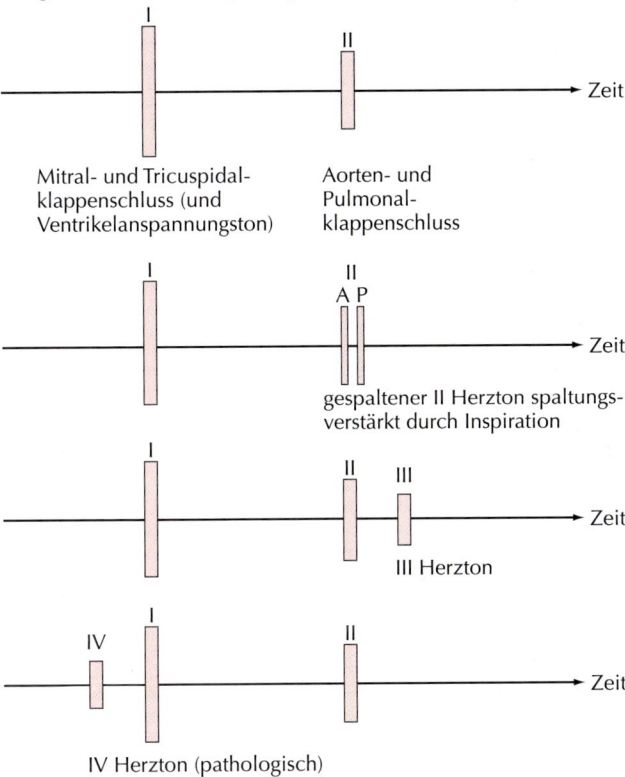

I

II

→ Zeit

Mitral- und Tricuspidal-
klappenschluss (und
Ventrikelanspannungston)

Aorten- und
Pulmonal-
klappenschluss

I

II
A P

→ Zeit

gespaltener II Herzton spaltungs-
verstärkt durch Inspiration

I

II   III

→ Zeit

III Herzton

IV

I

II

→ Zeit

IV Herzton (pathologisch)

Mitralklappenstenose) oder leise (z.B. bei Mitralklappeninsuffizienz) sein.

- **Zweiter Herzton:** Entsteht durch den Schluss der Taschenklappen und markiert das Ende der Systole. Er ist dem punctum maximum/Fortleitungsbereich entsprechend an der Herzbasis lauter als an der Herzspitze. Die physiologische Spaltung (in Aorten- und Pulmonalklappenschlusston) nimmt inspiratorisch zu. Der zweite Herzton kann als klinisches Zeichen besonders laut (z.B. bei arterieller Hypertonie), leise (z.B. bei Aortenklappenvitium) oder pathologisch weit (z.B. bei Pulmonalklappenstenose), fix (atemunabhängig; z.b. bei Vorhofseptumdefekt) oder paradox (pulmonaler Anteil vor aortalem Anteil; z.B. bei Linksschenkelblock) gespalten sein.

- **Dritter Herzton:** Frühdiastolischer ventrikulärer Füllungston, der durch Vibration der Ventrikelwand beim diastolischen Bluteinstrom entsteht und der Fortleitung entsprechend am besten über der Herzspitze niederfrequent hörbar ist. Zusammen mit den Klappenschlusstönen ergibt sich auskultatorisch ein Dreierrhythmus (protodiastolischer Galopprhythmus, auch Dritter-Ton-Galopprhythmus), der physiologisch (z.b. bei Kindern und Jugendlichen) oder klinisches Zeichen (z.b. für Mitralklappeninsuffizienz oder Herzinsuffizienz) sein kann.

- **Vierter Herzton:** Präsystolischer Vorhofton, der durch die atriale Anspannung entsteht und daher auskultatorisch am besten hörbar ist bei verlängerter PQ-Zeit im EKG. Zusammen mit den Klappenschlusstönen entsteht auskultatorisch ein präsystolischer Galopprhythmus (Vorhofgalopp), der physiologisch (z.b. bei Kindern und Jugendlichen) oder klinisches Zeichen (z.b. für Herzinsuffizienz) sein kann. Liegt ein dritter und vierter Herzton vor, so entsteht zusammen mit den Klappenschlusstönen auskultatorisch ein Viererrhythmus, der bei erhöhter Herzfrequenz zu einem Summationsgalopp verschmelzen kann.

- **Aorten- und Pulmonalarteriendehnungston:** Frühsystolischer hochfrequenter Extraton (ejection click), der durch Bluteinstrom in die Aorta bzw. Pulmonalarterie bei erhöhtem Druck oder Volumen entsteht und als klinisches Zeichen eines Aorten- bzw. Pulmonalvitiums hörbar ist.

- Mittel- bis spätsystolischer hochfrequenter Extraton (click), der als klinisches Zeichen z.B. bei Mitralklappenprolapssyndrom hörbar ist.

- **Mitralöffnungston:** Frühdiastolischer, deutlich vom zweiten Herzton abgesetzter Extraton (opening snap), der als klinisches Zeichen einer Mitralklappenstenose am lautesten links parasternal im 5. Interkostalraum (ICR) hörbar ist (und auf den das diastolische Decrescendo-Herzgeräusch unmittelbar folgt, s.u.).

Herzgeräusche werden nach den folgenden Kriterien charakterisiert:
Phase des Herzzyklus:
- systolisch: proto(früh)-, meso(mittel)- oder spätsystolisch oder die gesamte Systole andauernd (holosystolisch)
- diastolisch: proto(früh)-, meso(mittel)- oder spätdiastolisch (präsystolisch) oder holodiastolisch
- systolisch-diastolisch
Lautstärke (nach Levine):
- 1/6: sehr leise, nur während Apnoe hörbar
- 2/6: leise, sofort und auch während der Atmung hörbar

- 3/6: mittellaut, ohne Schwirren
- 4/6: laut, häufig mit Schwirren
- 5/6: sehr laut, mit Schwirren
- 6/6: Distanzgeräusch (auch ohne Aufsetzen des Stethoskops hörbar), mit Schwirren

Zeitlicher Verlauf der Lautstärke (Hüllkurve der Schwingungen):
- Crescendo
- Decrescendo
- Crescendo-Decrescendo (spindelförmig)
- bandförmig (Lautstärke konstant)

Punctum maximum (p.m.) und Fortleitung, z.B.
- lautes, mittelsystolisches, spindelförmiges Herzgeräusch mit p.m. 2. ICR parasternal rechts und Fortleitung in beide Karotiden bei Aortenklappenstenose
- lautes, holosystolisches, bandförmiges Herzgeräusch mit p.m. 5. ICR Medioklavikularlinie links und Fortleitung in die linke Axilla bei Mitralklappeninsuffizienz

Klangbeschreibung, z.B.
- gießend, blasend, rau (z.B. hochfrequentes holosystolisches Shuntgeräusch des Ventrikelseptumdefekts mit p.m. parasternal links, ohne axilläre Fortleitung)

Abhängigkeit von Atemphase und Körperlage, z.B.
- besonders in tiefer Inspiration hörbares hochfrequentes holosystolisches Herzgeräusch bei Trikuspidalklappeninsuffizienz
- besonders in vorgebeugter Sitzposition des Patienten hörbares leises, hochfrequentes, frühdiastolisches Decrescendo mit p.m. im 2. ICR parasternal rechts (bzw. am Erb'schen Punkt) und Fortleitung bis zur Herzspitze bei Aortenklappeninsuffizienz (siehe Bildführer 74)
(vergleiche Abbildung Herzgeräusche S. 18)

Herzgeräusche können **organisch** (Stenose, Insuffizienz, Shunt) oder **funktionell** (ohne organische Veränderung) bedingt sein, z.B. infolge erhöhter Flussgeschwindigkeit durch die Herzklappen bei erhöhtem Herzminutenvolumen (Fieber, Hyperthyreose, Anämie usw.) spindelförmig, niederfrequent, leise, vorwiegend über der Herzbasis oder infolge von Regurgitation als präsystolisches Crescendo vorwiegend über der Herzspitze bei Aortenklappeninsuffizienz (Austin-Flint-Geräusch). Ein häufiges organisches Herzgeräusch ist das der Mitralklappenstenose: mitteldiastolisches Decrescendo (punctum maximum: Herzspitze) und präsystolisches Crescendo (wenn kein Vorhofflimmern besteht) mit Geräuschverstärkung in Linksseitenlage (siehe Bildführer 75).

Herzgeräusche

Systolisch
spindelförmiges Geräusch

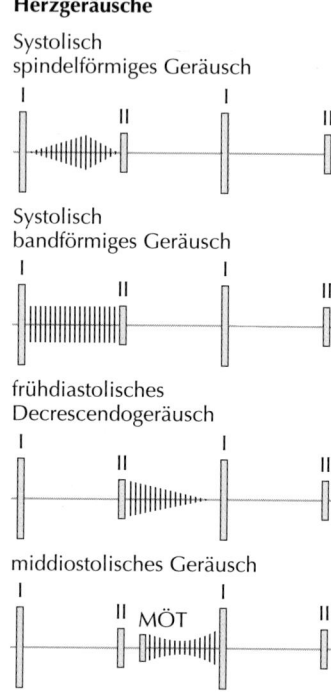

Systolisch
bandförmiges Geräusch

frühdiastolisches
Decrescendogeräusch

middiostolisches Geräusch

Als **akzidentell** werden ätiologisch unklare systolische Herzgeräusche ohne Krankheitswert bezeichnet. Sie kommen besonders bei Kindern und Jugendlichen im Pulmonalareal vor und sind häufig leise und lageabhängig (im Stehen leiser, unter Belastung lauter), aber nie holosystolisch. Das Nonnensausen (systolisch-diastolisch, bandförmig, leise, tieffrequent, p.m. supraklavikulär lateral oder medial des klavikulären Ansatzes des M. sterno-cleidomastoideus) kann funktionell (erhöhte Strömungsgeschwindigkeit, z.B. bei Anämie) oder akzidentell (Kinder, nur im Sitzen oder Stehen hörbar) vorkommen.

Perikardreiben (perikardiales Reibegeräusch), ein klinisches Zeichen der Pericarditis sicca, ist ohrnah klingend, hochfrequent, systolisch und diastolisch (sog. Lokomotivgeräusch) mit p.m. meist an der Herzbasis ohne Fortleitung, evtl. nur flüchtig auftretend. Dagegen ist das Lokomotivgeräusch des persistierenden ductus arteriosus Botalli ein lautes raues kontinuierliches spindelförmiges Shuntgeräusch (systolisches Crescendo und diastolisches Decrescendo) mit p.m. im 2. ICR links und Fortleitung.

Schließlich gehört auch die beidseitige **Blutdruckmessung** zur kardiovaskulären Untersuchung. Zusammen mit der Erhebung des Pulsstatus sowie der Gefäßauskultation können sich so Hinweise (Blutdruckdifferenz/ Pulsus differens/Stenosegeräusch) z.B. auf ein dissezierendes Aortenaneurysma, Subclavian-steal-Syndrom, eine periphere arterielle Verschlusskrankheit oder Aortenisthmusstenose ergeben.

Synopsis der Herzgeräusche

Zeit des Auftretens im Herzzyklus	punctum maximum	mögliche Ursachen
spindelförmig systolisch	Aortenklappenareal	Aortensklerose, funktionell
		Aortenklappenstenose
		Aortenaneurysma
		Aortenisthmusstenose
	Pulmonalklappenareal	akzidentell
		Pulmonalklappenstenose
		Vorhofseptumdefekt
		Pulmonale Hypertonie
	Herzspitze	ohne Krankheitswert, funktionell
bandförmig systolisch	Herzspitze	Mitralklappeninsuffizienz
		Ventrikelseptumdefekt
		Fallot'sche Tetralogie
	unterer Sternalrand	Trikuspidalklappeninsuffizienz
diastolisch	Herzspitze	Mitralklappenstenose
	Sternalrand	Aortenklappeninsuffizienz
kontinuierlich systolisch-diastolisch	Herzbasis	offener Ductus arteriosus Botalli
		kombinierte Aortenklappenstenose und -insuffizienz
	supraclavikulär	Nonnensausen

Synopsis des Ulcus cruris

Differentialdiagnostisch wichtige Befunde bei lokalisiertem trophischem Substanzdefekt der Haut (Ulcus cruris; siehe S. 14 unter Inspektion) infolge chronisch-venöser Insuffizienz (Ulcus cruris venosum), peripherer arterieller Verschlusskrankheit (Ulcus cruris arteriosum) und Diabetes mellitus

	Ulcus cruris venosum	Ulcus cruris arteriosum	Ulcus cruris diabeticorum
Lokalisation	Innenknöchel (Cockett)	Füße, Zehen	Druckstellen (Exostosen/Schuhwerk)
Schmerzen	gering	deutlich	schmerzlos
Haut-temperatur	warm	kühl	uncharakteristisch
Fußpulse	vorhanden	abgeschwächt/ aufgehoben	uncharakteristisch
Spezifika	Ödeme, rotbraune Pigmentierung des distalen Unterschenkels, Varikosis	blasse, livide, atrophische, leicht glänzende Haut Nekrose, Gangrän	diabetische Neuropathie (herabgesetzte Sensibilität, herabgesetzte Reflexe)

3.2.3 Abdomen

Die genaue **Analyse** abdominaler **Schmerzen** (Dokumentation: siehe Kapitel 1 Anamneseerhebung) liefert wichtige differentialdiagnostische Hinweise. Bei **viszeralen** Schmerzen, die durch Kontraktion von Hohlorganen (z.B. Gallengänge oder Darm) z.b. bei Cholelithiasis oder Ileus entstehen, ist der Patient unruhig und kann nicht still im Bett liegen. Er wälzt sich hin und her und möchte „die Wände hochlaufen". Beschrieben wird der Schmerz als kolikartig (wiederholtes Kommen und Gehen), ausstrahlend (über den viszerokutanen Reflex in die entsprechende Head'sche-Zone, z.B. bei akuter Pankreatitis gürtelförmig in den Rücken und evtl. in die linke Lendengegend sowie bei Beteiligung des Zwerchfells die linke Schulterspitze) und meist mit vegetativen Begleitsymptomen einhergehend (z.B. Übelkeit, Erbrechen). Bei **somatischen** Schmerzen dagegen, die durch Irritation des parietalen Peritoneums z.B. durch Entzündung (Peritonitis) entstehen, liegt der Patient still. Er nimmt eine körperliche Schonhaltung ein (z.B. bei akuter Pankreatitis Hockstellung mit den Knien im Epigastrium) und vermeidet Bewegungen, atmet flach (Schonatmung) und möchte wegen der atmungsabhängigen Schmerzzunahme am liebsten die Luft anhalten. Der somatische Schmerz ist klarer lokalisierbar als der viszerale und wird als konstanter scharfer/brennender Oberflächenschmerz beschrieben. Beide Schmerzarten können auch gleichzeitig auftreten.

Klinische Zeichen abdominaler Erkrankungen
Akute Cholezystitis
– Murphy-Zeichen (meist positiv bei akuter Cholezystitis): druckschmerz-

bedingtes Sistieren der Atmung bei Gallenblasenpalpation und gleichzeitiger tiefer Einatmung
- Mackenzie-Zeichen: dorsale rechts paravertebrale Hyperalgesie im Bereich der mittleren bis unteren Brustwirbelsäule

Pankreaskarzinom mit Kompression und Verlegung des Ductus choledochus
- Courvoisier-Zeichen: schmerzlos vergrößerte, palpable Gallenblase bei gleichzeitig bestehendem Ikterus

Akute Pankreatitis
- Grey-Turner-Zeichen: hämatomartige Flecken im Flankenbereich
- Cullen-Zeichen: periumbilikal hämatomartige Flecken

Akute Appendizitis
- McBurney: ca. 5 cm von der Spina iliaca anterior superior entfernt auf einer Linie zum Bauchnabel typischer Schmerzpunkt (bei atypischer Lage des Appendix vermiformis andere Schmerzlokalisation, z.B. suprapubisch bei kaudaler Lage, Lendenschmerz rechts bei lateraler, hoher retrozökaler Lage, in der linken Fossa iliaca bei Linkslage und im rechten Mittelbauch, evtl. rechten Oberbauch in gravitate)
- Blumberg-Zeichen: ileozökaler Schmerz rechts bei kontralateralem Loslassen der eingedrückten Bauchhaut
- Loslassschmerz: wie Blumbergzeichen, nur bei ipsilateralem Loslassen
- Rovsing-Zeichen: Schmerz in der rechten Fossa iliaca durch palpatorischen Druck in der linken Fossa iliaca und retrogrades Ausstreichen des Dickdarms
- Douglas-Schmerz bei rektaler Palpation
- Psoas-Zeichen: Schmerzen in der rechten Fossa iliaca durch Streckung im rechten Hüftgelenk in Linksseitenlage
  Schmerzen im rechten Unterbauch durch Anheben des rechten Beines gegen Widerstand in Rückenlage

Ileus
- sog. metallisches Plätschern: auskultatorisch im Gegensatz zu den kurzen Gurrgeräuschen der normalen Darmperistaltik (kurzes wenig klingendes leises Gurren alle 3–5 Sekunden) niederfreqentes Gurgeln, das im Laufe von Sekunden in ein hochfrequentes metallisches Klingen übergeht (Inspektion: Operationsnarbe?/inguinale Palpation: Hernie?)
- sog. Totenstille (paralytischer Ileus): auskultatorisch fehlende Peristaltikgeräusche des Darms (länger als 30 Sekunden an einer Auskultationsstelle, am besten im rechten Unterbauch, verweilen)

Peritonismus
- Peritonismus: abdominaler Erschütterungs- und Druckschmerz mit Abwehrspannung

Mesenterialarterieninfarkt
- sog. fauler Friede: klinisches Intervall mit Rückgang der initialen Schmerzen, bevor es zum Akuten Abdomen mit Teerstuhl kommt

Synopsis akuter abdominaler Schmerzen nach ihrer Lokalisation

Rechter Oberbauch	Epigastrium, unteres Sternum	Linker Oberbauch
basale Pleuropneumonie Cholezystitis Choledocholithiasis Ulcus duodeni Nephrolithiasis	Hiatushernie Refluxösophagitis Magenulkus Herzinfarkt Pankreatitis	basale Pleuropneumonie Magenulkus Herzinfarkt Pankreatitis Nephrolithiasis
	Periumbilikal Pankreatitis Viszeralschmerz von Ileum und Kolon aszendens und transversum, z.B. strangulierte Femoral- oder Inguinalhernie, Mesenterialarterieninfarkt, beginnende Appendizitis, Bauchaortenaneurysmaruptur	
Rechter Unterbauch Appendizitis nach ca. 6 Stunden Meckel-Divertikel Ileitis terminalis bei M.Crohn Adnexitis, stielgedrehte Ovarialzyste Rupturierte Extrauteringravidität	**Suprapubisch** Zystitis, Harnverhalt Sigmatumor inguinal re. bzw. li.: Hodentorsion	**Linker Unterbauch** Sigmadivertikulitis M.Crohn Colitis ulcerosa Kolontumor Adnexitis, stielgedrehte Ovarialzyste Ureterkolik Rupturierte Extrauteringravidität

3.2.4 Nervensystem

Die neurologische Untersuchung (siehe Bildführer 11–13, 15–46, 97–116) umfasst die Beurteilung von:
- **Bewusstsein** (siehe Kapitel 3.1 Allgemeine Befunderhebung)
- **Hirnnerven**
- **Reflexe**
  - Eigenreflexe (ggf. mit Jendrassik-Handgriff): Abschwächung? Steigerung? Klonus?
  - Fremdreflexe, einschließlich pathologische (z.B. Babinski-, Oppenheim-, Gordon-Zeichen)
- **Motorik**
  - Muskelatrophie?
  - Muskeltonus: normo-, hypo-, hyperton?
  - grobe Muskelkraft: Einteilung in Kraftgrade 0–5
  - Arm- und Beinhalteversuch: zentrale Parese?
- **Koordination** (z.B. Finger-Nase- und Romberg-Versuch): spinale/zerebellare Ataxie?
- **Sensibilität** (Prüfung bei geschlossenen Augen des Patienten):
  - Schmerz (minimaler spitzer Reiz ohne Verletzungsgefahr; keine Kanüle!): Hyper-/Hyp-/Analgesie?
  - Berührung (Fingerkuppe/Wattebausch): taktile Hyper-/Hyp-/Anästhesie, Hyperpathie?
  - Temperatur (z.B. wassergefüllte Reagenzgläser): Thermhyp-/Thermanästhesie, Thermhyperpathie?
  - Tiefensensibilität (Propiozeption: Lage-, Bewegungsempfinden)
  - Vibration (Pallästhesie; vibrierende Stimmgabel auf hautnahem Knochen aufsetzen): Pallhyp-/Pallanästhesie
  - Stereognosie (Gegenstand ertasten lassen): Astereognosie?
  - Zweipunktdiskrimination (Tastzirkel): Normalerweise sind 2 taktile Reize ab einer Distanz von 2–3 mm (Fingerbeere) bzw. 2–3 cm (Zehen) als solche wahrnehmbar
  - Lokalisationsvermögen der Berührung: Extinktion/Neglect?
- **Neuropsychologie**
  - Aphasie? motorisch (entstellte Laute auf beliebige Frage; Ja/Nein-Fragen werden durch Kopfnicken/-Schütteln richtig beantwortet) sensorisch (Patient kann auf benannten Gegenstand nicht zeigen) amnestisch (Patient kann gezeigten Gegenstand nicht richtig bennenen)
  - Apraxie? z.B. ideatorisch (Unfähigkeit, eine komplexe Handlung zweckmäßig in sinnvoller Reihenfolge durchzuführen bei intakter motorischer Funktion)

- Agnosie? z.B. visuell (Nichterkennen eines Gegenstands trotz intakter Sehleistung)

Klinische Zeichen neurologischer Erkrankungen
Pyramidenbahnzeichen (Schädigung im Bereich der Pyramidenbahn), z.b. durch Schlaganfall oder Querschnittläsion

- zentrale (sog. spastische) Lähmung (nach anfänglich schlaffer Lähmung während des akuten Stadiums): Muskelschwäche mit erhöhtem Muskeltonus, gesteigerten Muskeleigenreflexen/Klonus, verminderten physiologischen Fremdreflexen und positiven (d.h. nachweisbaren) pathologischen Fremdreflexen (z.b. Babinski-Zeichen)

Schädigung im Bereich der motorischen Einheit, z.b. durch Bandscheibenvorfall

- periphere (sog. schlaffe) Lähmung: Muskelschwäche mit vermindertem Muskeltonus, Muskelatrophie, verminderten Muskeleigenreflexen, Faszikulieren

Extrapyramidale Bewegungsstörungen (Störung des extrapyramidalen Systems)

- hypokinetisch-hyperton, z.B. bei Parkinson-Syndrom
- hyperkinetisch-hypoton, z.B. Chorea

Parkinson-Syndrom

- Rigor (Muskeltonusprüfung: hoher anfänglicher Widerstand, der mit zunehmender Muskeldehnung nicht zu- sondern abnimmt, dabei evtl. ruckartiges Nachlassen des Widerstandsgefühls: Zahnradphänomen)
- Tremor (initial einseitiger kleinamplitudiger Ruhetremor, zunehmend bei emotionaler Belastung, sog. Pillendrehertremor)
- Akinese: Hypokinese/Bradykinese

Kleinhirnzeichen (zerebellare Schädigung)

- zerebellarer Tremor (Intentionstremor)
- zerebellare Ataxie (im Gegensatz zur spinalen unabhängig von visueller Kontrolle, auch in Ruhe) mit Dysmetrie und Dysdiadochokinese
- zerebellare Dysarthrie (skandierende Sprache)
- okulomotorisch: z.B. Nystagmus (besonders bei ipsilateraler Blickrichtung)
- evtl. Rebound-Phänomen, Muskelhypotonie der ipsilateralen Muskulatur mit Asthenie

Polyneuropathie (Schädigung im Bereich der peripheren somatischen/viszeralen Nerven)

- Sensibilitätsstörung: distal betont, nicht segmental zuzuordnen (strumpf-/handschuhförmig), z.B. Parästhesien, Pallhypästhesie, Hyperpathie
- vegetative Störung, z.B. der Blasenentleerung
- periphere Lähmung

4. Der diagnostische Prozess

Von Symptomen und Befunden zur Diagnose

In diesem Buch wird der angloamerikanischen strengen Unterscheidung von „symptoms and signs" gefolgt: **Symptome** sind die subjektiv vorgetragenen Beschwerden des Patienten. **Befunde** sind die objektiv nachvollziehbaren Ergebnisse der unmittelbaren Untersuchung, d.h. normale Ergebnisse sowie nicht normale Ergebnisse. **Klinische Zeichen** sind die vom Normalen abweichenden Befunde.

Ein anderer Sprachgebrauch macht diese Unterscheidung nicht und fasst unter dem Wort Symptom vom Patienten geschilderte Beschwerden und vom Normalen abweichende Befunde zusammen.

Warum die Unterscheidung von „symptoms and „signs"?

Vorgetragene Beschwerden sind unseren Sinnen (Sehen, Riechen, Schmecken, Tasten, Hören) nicht zugänglich. Wir müssen dem Patienten glauben, wenn er über Erschöpfungsgefühle oder Schmerzen berichtet. Im Gegensatz dazu können Befunde durch unsere Sinne nachkontrolliert werden und beinhalten daher einen höheren Grad an Objektivität. Gerade bei diagnostischen Überlegungen mit einem unsicheren Ergebnis erhalten sie beim Abwägen von klinischen Daten eine höhere Wertigkeit als die Beschwerden. Bedenkt man die zusätzliche Methodensicherheit bei der unmittelbaren Befunderhebung aufgrund wiederholter Untersuchungen durch denselben Arzt und außerdem aufgrund der Befunderhebung durch zwei verschiedene Ärzte, die anschließend ihre Ergebnisse vergleichen, so lässt sich feststellen, dass der Erkenntnisweg damit fast eine naturwissenschaftliche Objektivität erreicht. Daran wird auch deutlich, dass der Wahrnehmung des Arztes die wissenschaftliche Legitimität nicht erst dort zuerkannt werden darf, wo sie zum Ablesen eines Messinstrumentes benutzt wird (Lorenz, K. 1959).

Das Untersuchungsergebnis führt unter Reflexion auf Wissen und Erfahrung und nach einem komplexen Denkprozess zur **klinischen Diagnose** ("Es genügte nicht, die Veränderung des Schalles beim Kranken gegenüber dem Gesunden festzustellen. In einem zweiten Akt hatte man aus den akustischen Veränderungen die physikalischen der Organe zu erschließen und in einem dritten alle pathologisch-anatomischen Möglichkeiten durchzugehen, welche der erschlossenen physikalischen Organveränderung zugrunde liegen könnten. Hierauf waren diejenigen, die der Anamnese, dem Krankheitsverlauf und anderen Symptomen nicht entsprachen, in einem disjunktiven Schlussverfahren nach dem Muster tollendo ponens auszuschließen." Lesky, E. 1978). Die Diagnose als Entscheidung nach Prüfung

und Abwägung unterliegt damit einem größeren subjektiven Schwankungs-
bereich als der Befund selbst. Auch wird damit klar: Befund ist nicht gleich
Diagnose ("Ich weiß nur, dass die Wahrheit in den Dingen liegt und nicht
in meinem Geist, der sie beurteilt, und dass ich, je weniger ich von dem
meinen hinzutue, wenn ich sie beurteile, um so sicherer bin, der Wahrheit
näherzukommen" Rousseau, J.J. 1978). Der diagnostische Weg unserer ge-
genwärtigen Schulmedizin hat als höchstes Erkenntnisziel den Nachweis
der veränderten Morphologie (pathologische Anatomie). Diagnosen ohne
klinische Zeichen, z.B. Kopfschmerz, Schwindel, Erschöpfungszustand be-
sitzen eine geringere Objektivität und bilden eine Unschärfe im diagnostischen Denkprozess, ohne die wir aber nicht auskommen.

Apparative Untersuchungen sichern die Diagnose, in wenigen Fällen
ändern sie diese, in vielen Fällen verfeinern sie die Erkenntnis. Der Krankheitsverlauf mit der Behandlungsdiagnose und die Epikrise mit der endgül-
tigen Diagnose beenden den differentialdiagnostischen Denkprozess.

Der diagnostische Prozess

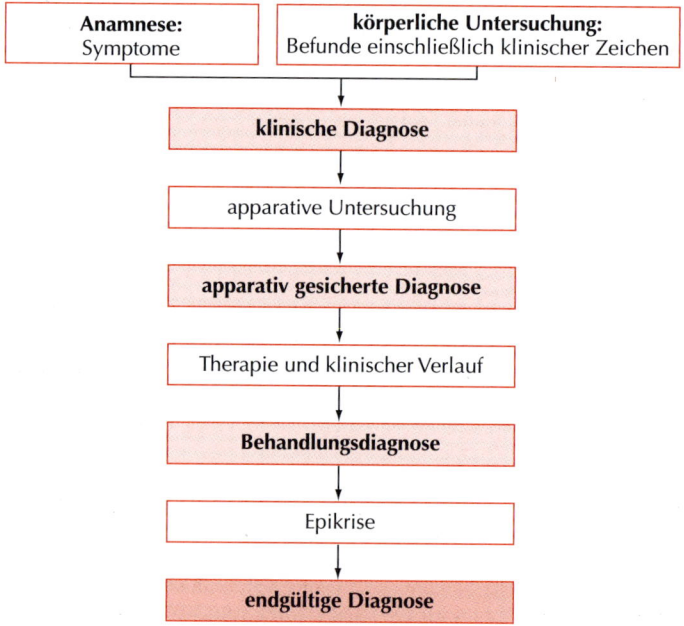

5. Prüfungshilfen im Hammerexamen

Eine Prüfung, die ins Stocken gerät, ist für den Prüfer und den Befragten gleichermaßen unangenehm. Ein Examenskandidat, der trotz fehlenden Wissens einen vernünftigen Zugang zu Problemen zeigt, wird meist Anerkennung finden. Im Folgenden werden allgemeine Lösungsvorschläge für vier Fragen gegeben, Lösungsvorschläge, die auch außerhalb des Examens von Nutzen sein können.

1. „Wie diagnostizieren Sie die Krankheit XY?"

Die Antwort muss immer lauten: „Ich diagnostiziere die Krankheit XY durch
a) Erhebung der Anamnese,
b) die körperliche Untersuchung,
c) Schnellteste am Krankenbett z.B. Stix, EKG,
d) spezielle Untersuchungen z.B. Labor, Sonographie, Röntgen."
Jedes Konsil am Krankenbett läuft diesem Gedankengang folgend ab, benennt dann das Problem bzw. die Diagnose und gibt dann einen Lösungsvorschlag zum Procedere.

2. „Wie behandeln Sie XY?"

Die Antwort muss immer lauten: „Die Behandlung mache ich abhängig von
a) aufgetretenen **K**omplikationen,
b) dem **A**lter des Patienten,
c) der **U**rsache der Krankheit
d) den **S**ymptomen und Zeichen
e) dem **A**llgemeinzustand des Patienten."
Wie ersichtlich, ergeben die hervorgehobenen Buchstaben eine Eselsbrücke durch das Wort KAUSA.

Ein Beispiel zur 2. Frage: „Wann punktieren Sie einen Aszites?" Folgende Faktoren werden bedacht:
ad a) ist der Aszites medikamentös therapierefraktär? Liegt ein Bauchnabelbruch vor?
ad b) ist der Patient jung oder alt?
ad c) liegt eine infauste Carcinomatosis peritonei vor (z.B. durch Ovarial-Ca) oder ein Aszites bei behandelbarer Herzinsuffizienz?
ad d) liegt eine schwere Luftnot vor?
ad e) ist der Patient relativ unbeeinträchtigt oder präfinal?
Die Punktion des Aszites wird also nach Abwägen der oben genannten Ge-

sichtspunkte durchgeführt oder unterlassen. Jeder Prüfer wird Ihre bedachte Problemdiskussion anerkennen.

3. „Welches ist die Ursache der Symptom- und Zeichenkonstellation XY?"

Diese Frage stellt sich immer wieder bei differentialdiagnostischen Überlegungen und kann sinnvoll mit einer systematischen Aufarbeitung diskutiert werden. Die folgende allgemeine Ursachendiskussion beinhaltet eine Gedächtnisstütze in englischer Sprache: **TACTICS EARN MD.**

a) **T**umors, benign or malignant, single or multiple, primary or secondary: carcinoma, sarcoma, teratoma,

b) **A**ccidents, blunt or penetrating, hot or cold, acid or alkali,

c) **C**ongenital,

d) **T**ropical and Topical,

e) **I**nfection, bacterial, viral, protozoal, and Inflammation, acute, subacute, chronic,

f) **C**ollagen disease,

g) **S**yphilis and Tbc and Actinomycosis, neck, groin, iliac fossa: the 3 granulating infections,

h) **E**ndocrine,

i) **A**rteries and Veins and Lymphatics,

j) **R**eticulosis (alte Bezeichnung für einen Teil der sog. Lymphomkrankheiten),

k) **N**utritional,

l) **M**etabolic,

m) **D**iet and Drug and Degeneration.

4. „Welches ist die Ursache der Schwellung XY?"

Vorwiegend im chirurgischen Bereich sind differentialdiagnostische Überlegungen zur Ursache einer Schwellung unerlässlich.

Zehn allgemeine Kriterien sollen bei der Aufarbeitung dieser Frage helfen.

a) normal gelegenes, aber vergrößertes Organ,

b) ektopisches Organ,

c) Sekretansammlung,

d kongenital fehlgebildet,

e) traumatisch,

f) akut entzündlich, spezifisch oder unspezifisch,

g) chronisch entzündlich, spezifisch, unspezifisch,

h) benigner Tumor,

i) maligner Tumor, primär oder sekundär (metastatisch), Karzinom, Sarkom, Teratom,

j) degenerativ.

Wie Sie gemerkt haben entstammen die obigen Hilfen der angloamerikanischen Lehrmethode. Diese Lehr- und Lernmethode ist nicht jedermanns Vorliebe. Bitte werten Sie dieses Kapitel als gut gemeinte Hilfe für Ihr Examen.

6. Bildführer

1 Der erste Eindruck, Begrüßung, Vorstellung

Achten Sie bei sich selbst auf gewaschene, warme Hände. Treten Sie an die rechte Seite des Patienten (alle Untersuchungsschritte werden von rechts ausgeführt). Beachten Sie die unübliche Art der Kommunikation: Der Untersucher steht, der Patient liegt. Begrüßen Sie den Patienten, stellen Sie sich mit Namen vor. Sagen Sie dem Patienten, was Sie mit ihm vorhaben. Wenn nicht anders vorgegeben, schaffen Sie ein Kommunikationsklima wohlwollender Neutralität. Diese Haltung erleichtert Ihnen später eine sachliche, emotionslose Beurteilung der klinischen Daten. Die Verarbeitung der Gefühlsebene innerhalb der Kommunikation ist wichtig, wird aber hier nicht besprochen. Beurteilen Sie:

Bewusstsein: normal (wach, ansprechbar, orientiert zu Zeit, Ort und Person) oder pathologisch: benommen, somnolent (schlaftrunken), soporös (nur starke Schmerzreize lösen eine Reaktion aus) oder komatös (Bewusstlosigkeit, die nicht durch äußere Reize zu durchbrechen ist)?

Atmung: Atemfrequenz normal oder pathologisch (Bradypnoe oder Tachypnoe)? Ist Sprechen ohne Luftnot möglich?

Haut: normal (rosig, warm, trocken)?

Habitus/Konstitution (mesosom, athletisch, pyknisch, leptosom oder asthenisch)

Allgemeinzustand: normal (gesund, nicht beeinträchtigt) oder pathologisch: wenig, stark oder schwer beeinträchtigt oder leidend (chronische Störung)

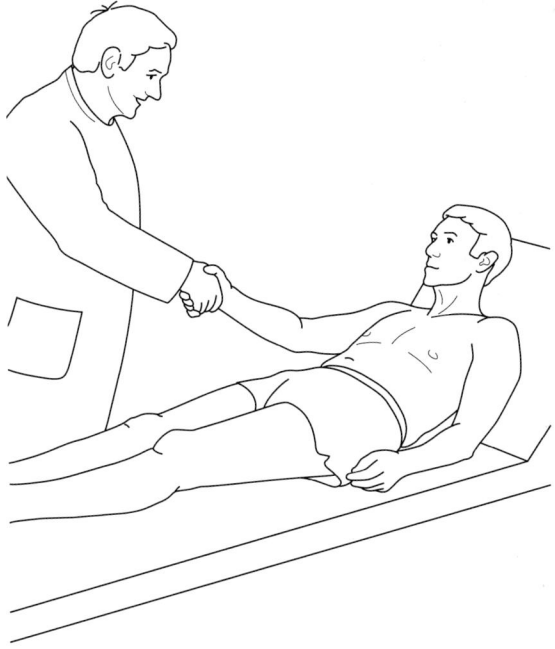

1

2a–c Palpation des Radialispulses

Das Tasten erfolgt mit dem zweiten, und dritten Finger der linken Hand, entlang dem vermuteten Verlauf der Arterie. Dabei wird der Patientenarm leicht proniert und von der rechten Untersucherhand unterstützt (2a: von vorne; 2b: von hinten). Bei einer vermuteten Aortenklappeninsuffizienz wird bei erhobenem Arm getastet (2c): Der retrograde Blutfluss und das Absinken des Druckes während der Diastole vergrößern die Blutdruckamplitude, wodurch ein Pulsus celer et altus deutlicher getastet werden kann.

Beurteilt werden folgende 5 Pulsqualitäten:

Frequenz: normofrequent oder pathologisch (Pulsus frequens, Pulsus rarus, entsprechend Tachykardie: $f > 100$/min, Bardykardie: $f < 60$/min)

Rhythmus: regelmäßig oder unregelmäßig

Amplitude (Volumen, Füllung): kleine, mittelgroße, große oder (pathologische) wechselnde Füllung

Pulscharakter (Pulswellenform): z.B. Anstieg steil, flach oder plateauförmig

Spannung (Härte): weich (elastisch Wand) oder hart und schwer unterdrückbar (Arteriosklerose, arterielle Hypertonie)

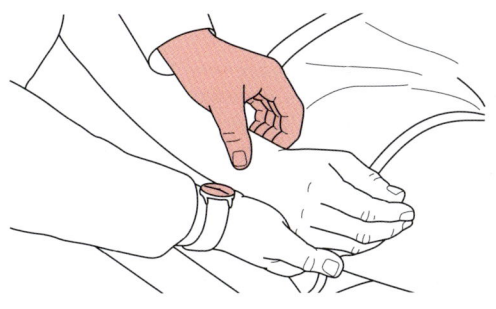

2a

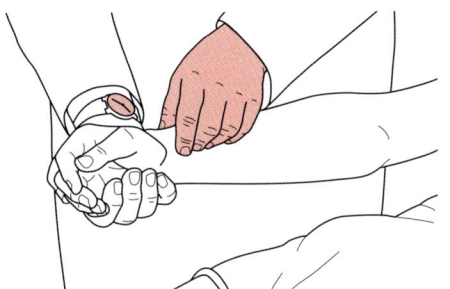

2b

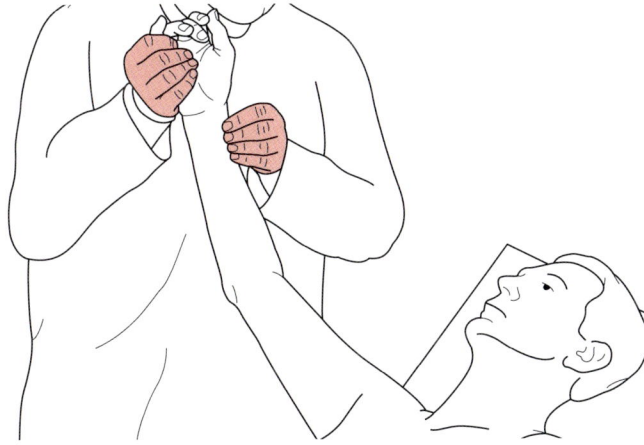

2c

3–5 Inspektion der Hand

Handrücken (3) einschließlich Finger und Fingernägel (4) sowie Handinnenflächen (5) werden kritisch nach pathologischen Befunden inspiziert (und palpiert). Trommelschlegelfinger (meist Folge chronischer Hypoxie z.B. durch zyanotischen Herzfehler) werden von oben erkannt, die dabei in der Regel zusätzlich vorhandenen Uhrglasnägel dagegen von der Seite am vergrößerten Winkel zwischen Nagelfalz und Nagelplatte (4).
Weiter ist zu achten auf:

Hauttemperatur: z.B. warm und feucht (u.a. bei Hyperthyreose), kalt und trocken (u.a. bei Hypothyreose), kalt und feucht (u.a. bei Angst)

Hautfarbe: z.B. Palmarerythem (u.a. bei chronischer Lebererkrankung), braungraue Furchen (bei Hämochromatose, Morbus Addison)
ungual/subungual: z.B. zyanotisches Nagelbett, Koilonychie (u.a. bei Eisenmangelanämie), Leukonychie (u.a. bei chronischer Lebererkrankung)

Gelenke: z.B. Schwellung, symmetrisch und vor allem die Fingermittelgelenke betreffend bei rheumatoider Arthritis, symmetrisch knotenförmig (Heberden-Knoten an den distalen Fingergelenken) bei Osteoarthrose, einseitig und nur ein Gelenk betreffend als Chiragra bei Gicht

Muskeln: z.B. Atrophie

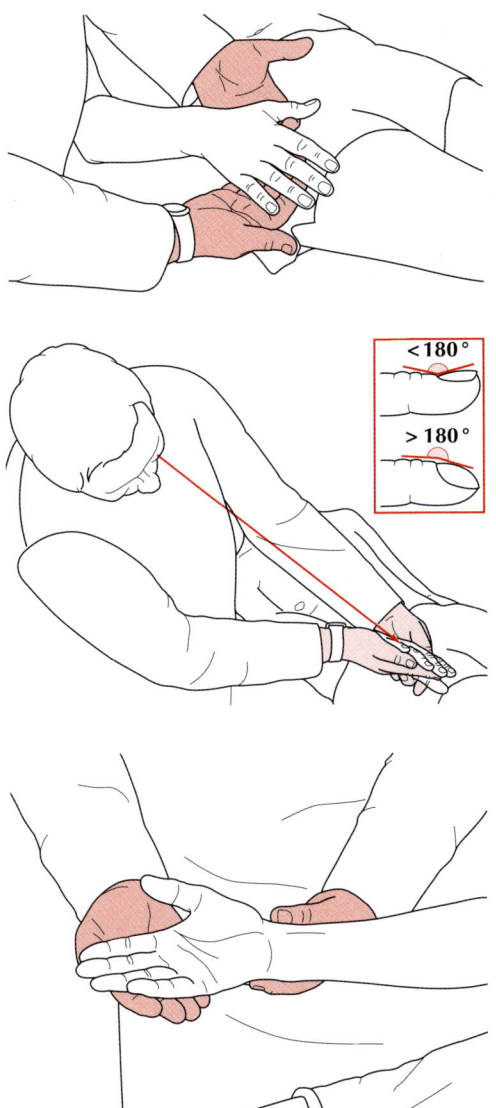

3

< 180°

> 180°

4

5

6–7 Palpation der Achsellymphknoten

Die Achselhöhle wird rechts (6) und links (7) sorgfältig ausgetastet: apikal, dorsal, frontal, medial, lateral. Dabei fasst rechts die rechte Untersucherhand das rechte Patientenhandgelenk zur Führung des Patientenarmes und umgekehrt.

Normal sind einzelne, strangartige oder flächenhafte hirsekorngroße palpable Lymphknoten. Lymphknotenvergrößerungen sind pathologisch und ätiologisch vielfältig: benigne (u.a. bei Infektion oder nichtinfektiöser Entzündung, z.B. Psoriasis, oder unspezifisch bei Kleinkindern) oder maligne (u.a. metastatisch oder bei Hodgkin-Lymphom oder Leukämie).

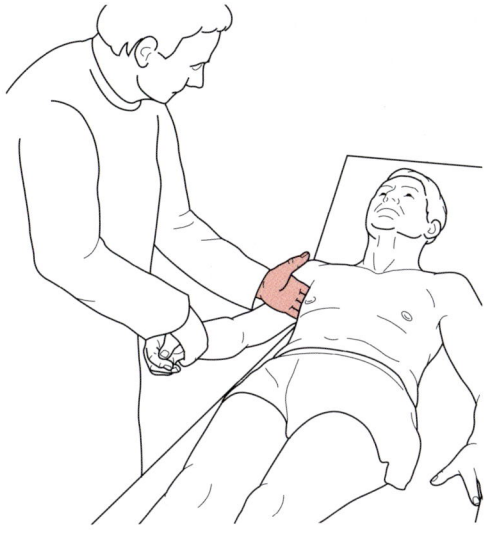

6

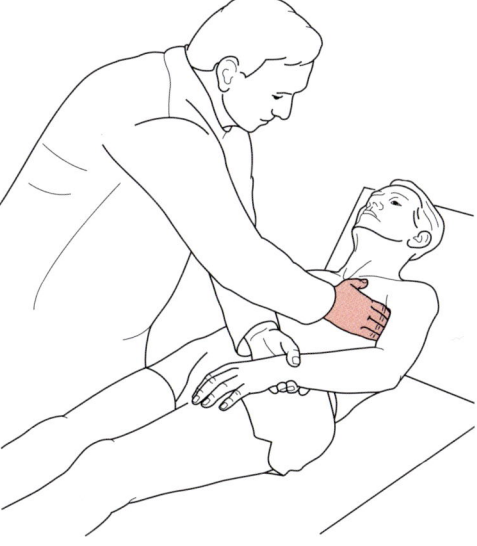

7

8–10 Palpation der Halslymphknoten

Die Lymphknoten werden mit den Fingerspitzen ertastet: supraklavikulär (8), zervikal (9) mit den Leitmuskeln Musculus sternocleidomastoideus und Musculus trapezius, submental und submandibulär (10), prä- und retroaurikulär sowie okzipital.

Vergrößert tastbare Lymphknoten sind pathologisch, z.B. supraklavikulär links (sog. Virchow'sche Drüse) metastatisch bei fortgeschrittenem Magenkarzinom.

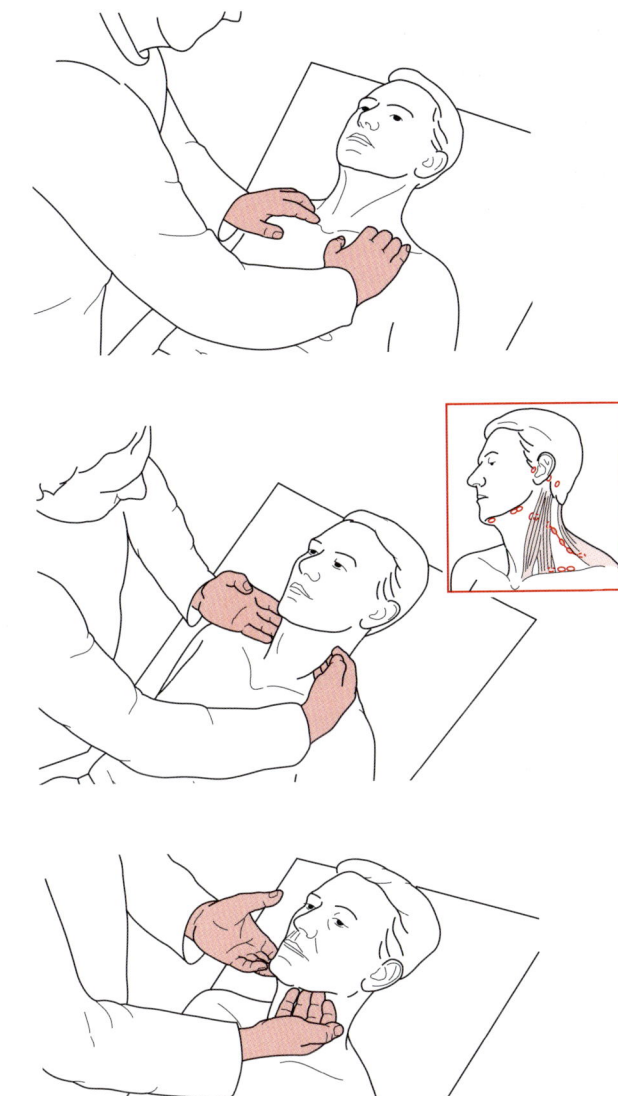

8

9

10

11–13 **Inspektion von Zunge und Mundhöhle mit Prüfung der Hirnnerven Nervus hypoglossus (XII), Nervus vagus (X) und Nervus glos-
sopharygeus (IX)**

Fordern Sie den Patienten auf, seine Zunge herauszustrecken und inspizieren Sie die gesamte Zunge (11).

Achten Sie sowohl darauf, ob sie symmetrisch gerade herausgestreckt wird
(bei einseitiger Hypoglossusparese weicht die Zunge beim Herausstre-
cken zur gelähmten Seite ab), als auch auf die Zungenoberfläche (normal:
feucht, rosig, rau). Mögliche klinische Zeichen sind z.B. eine bläuliche Fär-
bung (zentrale Zyanose) oder weiße Beläge (Soor). Diese sind von Befunden ohne Krankheitswert zu unterscheiden (z.B. Lingua plicata).

Danach inspizieren Sie nach Herunterdrücken der Zunge mit dem
Mundspatel die gesamte Mundhöhle (12) einschließlich Zähne und Zahn-
fleisch, auch nach Geschwüren/Tumoren.

Fordern Sie dann den Patienten auf, zu schlucken und ein langes „Aa" zu
sagen (Gaumensegel hebt sich) und beurteilen dabei den angrenzenden
Rachen (13).

Achten Sie z.B. auf regelrechte Morphologie (Gaumenmandeln, zwischen
vorderem und hinterem Gaumenbogen, kleinmandelgroß, glatt und ohne
Beläge), zentralen Sitz von Gaumensegel und Zäpfchen, sowie ob Schlucken und Phonation unauffällig sind.

Bei einseitiger Vagusparese weicht das Zäpfchen zur gesunden Seite ab
(Kulissenphänomen). Einseitige Parese des Nervus recurrens vagi führt zu
Heiserkeit, doppelseitige zu Aphonie. Bei unauffälliger sensorischer Glos-
sopharyngeusleitung ist das Geschmacksempfinden im hinteren Zungen-
drittel normal.

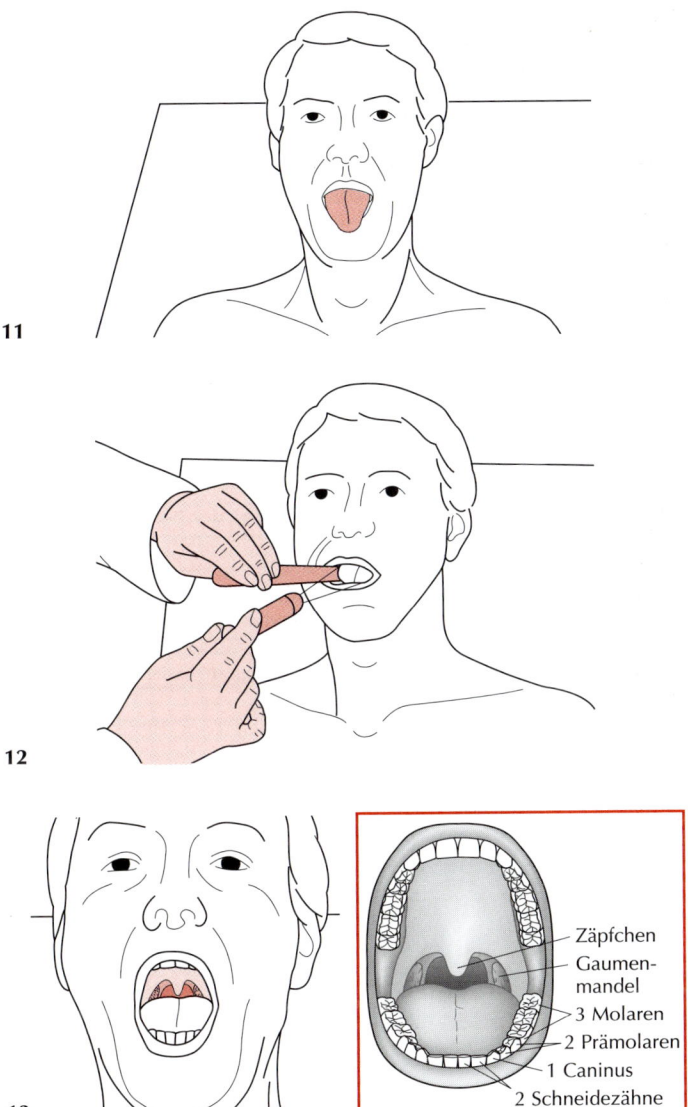

11

12

13

Zäpfchen
Gaumen-
mandel
3 Molaren
2 Prämolaren
1 Caninus
2 Schneidezähne

14 Inspektion der Augen

Beurteilen Sie die Farbe der Konjunktiven (normal: kapilläre Rosafärbung), die normalerweise mit der Höhe der Hämoglobinkonzentration im Blut korreliert, indem Sie die unteren Lider mit ihren Daumen nach unten ziehen während der Patient nach oben schaut.

Blasse Konjunktivalsäcke können ein klinisches Zeichen für Anämie sein (aber bei lokaler Irritation mit Rötung nicht erkennbar), Gelbfärbung (sog. Sklerenikterus) zeigt eine Hyperbilirubinämie an.

Achten Sie auf weitere okuläre Befunde: Kayser-Fleischer-Ring (klinisches Zeichen für Morbus Wilson), konjunktivale, ziliare bzw. gemischte Injektion (bei Konjunktivitis bzw. Iritis), Arcus lipoides senilis (ohne Krankheitswert).

Im Bereich der Augenlider sind auf Schwellung (einseitig z.B. bei Hordeolum, Chalazion und mit sog. Paragraphenform der Lidspalte einhergehend bei Dakryoadenitis; beidseits z.B. bei allergisch oder durch Niereninsuffizienz bedingtem Lidödem), Xanthelasmen (klinisches Zeichen der primären Hyperlipoproteinämie Typ II) sowie Ektropium/Entropium (z.B. senil) zu achten. Eine einseitige Lidptose kann z.B. durch Parese des Musculus levator palpebrae superioris bei Lähmung des Nervus oculomotorius (III) oder des Musculus tarsalis superior bei Läsion des Sympathikus (z.B. im Rahmen eines Horner-Syndroms in Kombination mit Miosis und Enophtalmus) verursacht sein. Ein Lagophtalmus (erweiterter, nicht schließbarer Lidspalt) kann mechanisch (Exophthalmus) oder neurologisch (Parese des Musculus orbicularis oculi bei ipsilateraler peripherer Fazialisparese mit Bell'schem Phänomen: sichtbares Sklerenweiß infolge physiologischer Bulbusrotation bei Lidschluss) bedingt sein.

Schließlich sind auch die Pupillen zu inspizieren auf Miosis, Mydriasis, Anisokorie oder Entrundung.

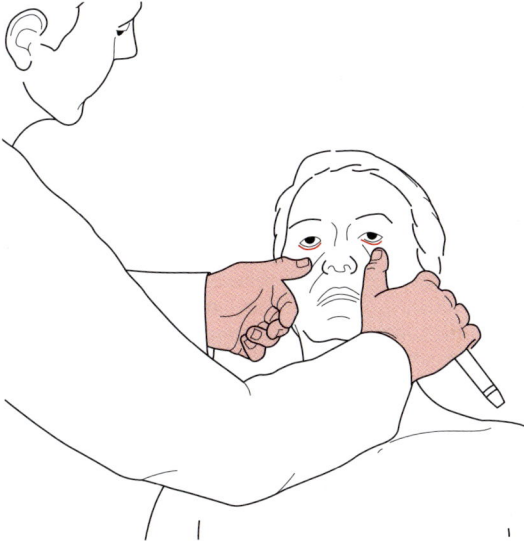

14

Pupillenreaktionen (15–20)

15–18 Lichtreaktion

Der Patient wird aufgefordert in die Ferne zu blicken. Dann werden die Pupillen streng seitengetrennt mit einer gut fokussierenden Taschenlampe plötzlich beleuchtet (15, 16: links; 17, 18: rechts) und gleichzeitig die Pupillenreaktionen des beleuchteten Auges (direkte Lichtreaktion; 15, 17) sowie des nichtbeleuchteten Auges (indirekte, konsensuelle, Lichtreaktion; 16, 18) beobachtet (normal: prompt Miosis direkt und indirekt).

Pathologische Pupillenreflexe (Pupillenstarre) beruhen auf afferenten oder efferenten Störungen der Pupillenreflexbahn. Bei der amaurotischen Pupillenstarre (afferent, z.B. durch Zentralarterienverschluss) fehlt die direkte Lichtreaktion bei kontralateral (Belichtung des gesunden Auges) erhaltener indirekter Lichtreaktion und Konvergenzreaktion. Bei der reflektorischen Pupillenstarre (Schädigung im Bereich der Umschaltung von Afferenz auf Efferenz: mesenzephal vor dem parasympathischen Edinger-Westphal-Kern des Nervus oculomotorius) besteht Lichtstarre (sowohl direkt als auch indirekt) bei erhaltener Konvergenzreaktion (Licht-Nah-Dissoziation, z.B. als sog. Argyll-Robertson-Phänomen bei Neurosyphilis). Bei der absoluten Pupillenstarre (efferente Störung, z.B. durch Hirndrucksteigerung oder bei Schädigung des Ganglion ciliare) fehlen sowohl Licht- als auch Naheinstellungsreaktion der Pupille (innere Okulomotoriusparese, Ophtalmoplegia interna, mit Mydriasis paralytica).

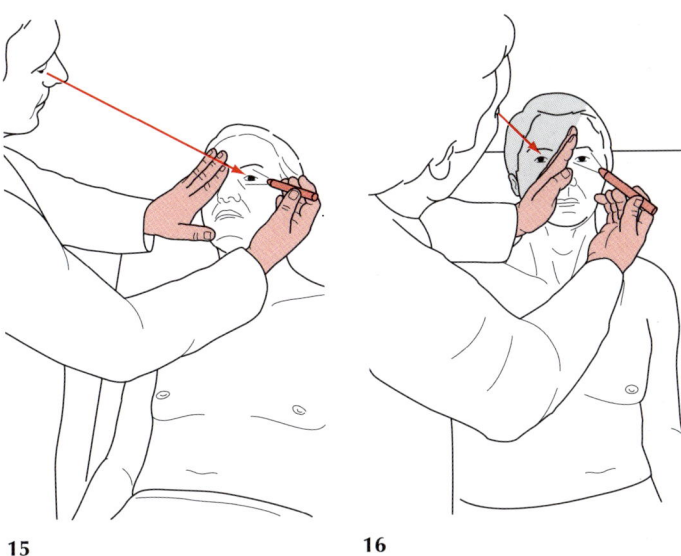

15

16

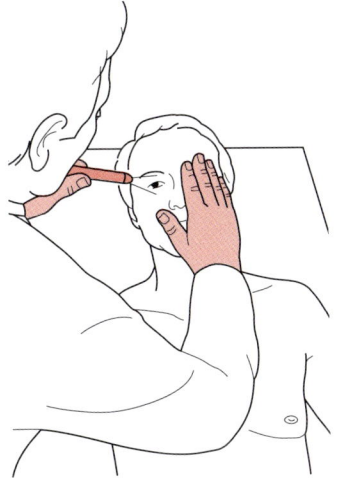

17

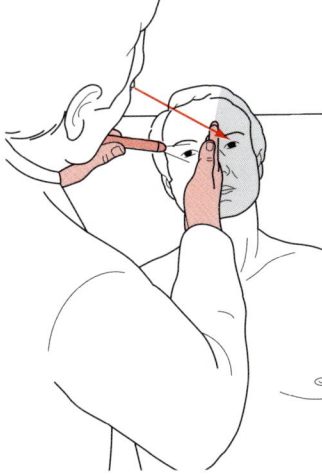

18

19–20 Naheinstellungsreaktion

Der Patient wird aufgefordert auf einen ca. 1 Meter von ihm entfernten Gegenstand in Augenhöhe (z.B. Taschenlampe; 19) zu fixieren, der dann schnell sehr nah (ca. 20 cm) auf das Gesicht des Patienten median zubewegt wird (20). Dabei werden die Pupillenreaktionen beider Augen beobachtet (normal: Miosis mit bulbärer Konvergenzreaktion und nicht sichtbarer Nahakkomodation).

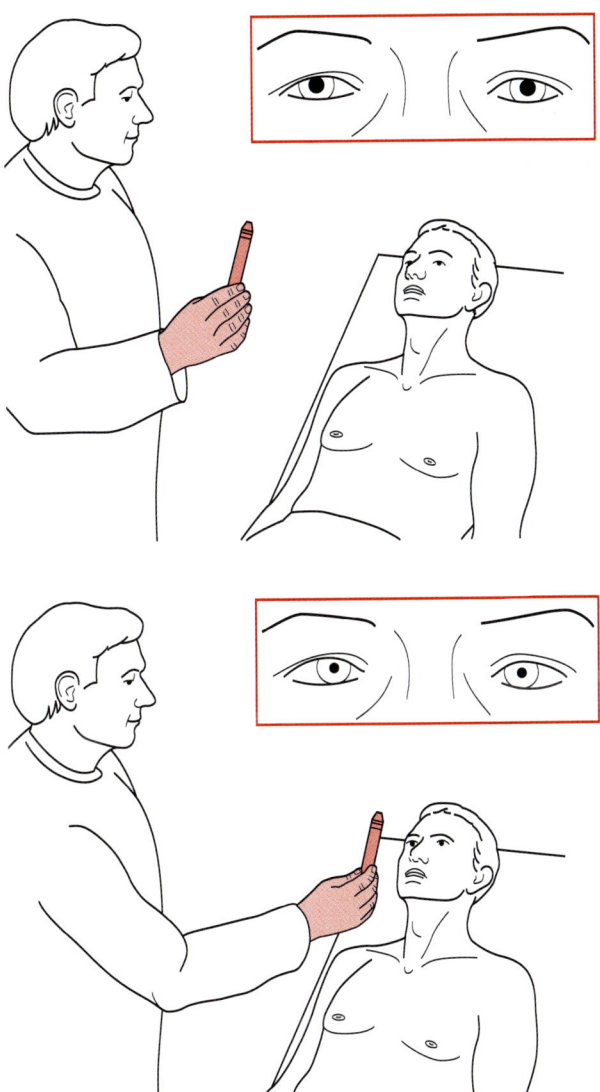

19

20

21–26 Prüfung der externen Augenmuskeln/Hirnnervenprüfung: Nervus oculomotorius (III), Nervus trochlearis (IV), Nervus abducens (VI)

Der Patient wird aufgefordert, dem Zeigefinger des Untersuchers mit seinen Augen zu folgen, ohne dabei den Kopf zu bewegen. Der Untersucher hält seinen Zeigefinger in Augenhöhe des Patienten in ca. 1 Meter Abstand vor dem Patientengesicht und bewegt ihn nun, die Augenbewegungen des Patienten beobachtend, nacheinander in 6 Prüfrichtungen: nach rechts lateral (21), lateral oben (22) und lateral unten (23) sowie links lateral (24), lateral oben (25) und lateral unten (26).

Bei Prüfrichtung nach lateral wird der ipsilaterale Musculus rectus lateralis bulbi (Nervus abducens, VI) und der kontralaterale Musculus rectus medialis bulbi (Nervus oculomotorius, III) untersucht.

Bei Prüfrichtung nach lateral oben wird der ipsilaterale Musculus rectus superior (Nervus oculomotorius, III) und der kontralaterale Musculus obliquus inferior (Nervus oculomotorius, III) untersucht.

Bei Prüfrichtung nach lateral unten wird der ipsilaterale Musculus rectus inferior (Nervus oculomotorius, III) und der kontralaterale Musculus obliquus superior (Nervus trochlearis, IV) untersucht.

Das heißt also nur in der lateralen oder medialen Bulbusstellung kann die Blickrichtung nach oben oder unten den entsprechenden einzelnen Augenmuskel testen (siehe Schema zu den Einzelwirkungen der Augenmuskeln). Heben oder Senken des Blickes aus der Neutralstellung testet immer mehrere Muskeln gleichzeitig.

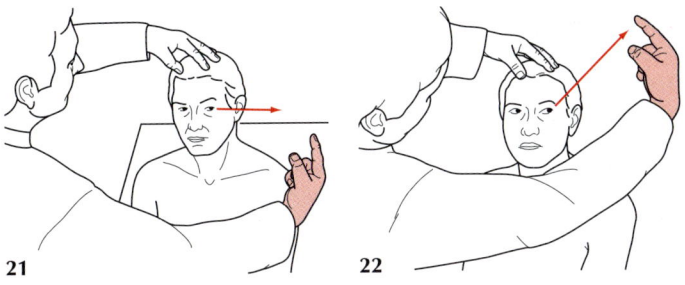

21   **22**

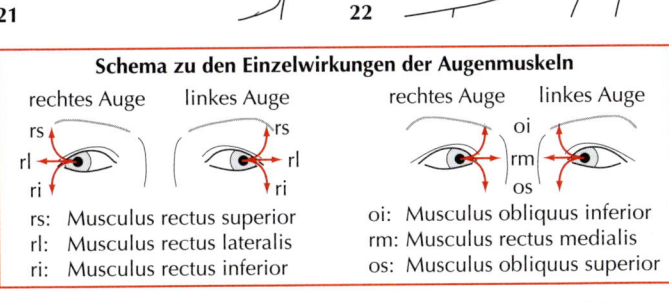

Schema zu den Einzelwirkungen der Augenmuskeln

rechtes Auge   linkes Auge   rechtes Auge   linkes Auge

rs: Musculus rectus superior   oi: Musculus obliquus inferior
rl: Musculus rectus lateralis   rm: Musculus rectus medialis
ri: Musculus rectus inferior   os: Musculus obliquus superior

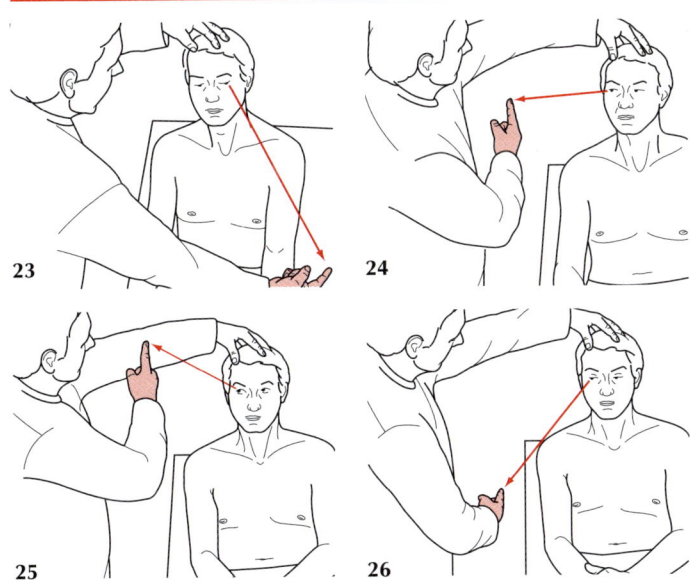

23   **24**

25   **26**

27–28 Grob orientierende Gesichtsfeldprüfung/Hirnnervenprüfung: Nervus opticus (II)

Der Untersucher schaut den Patienten aus einem Abstand von ca. 0,5 Metern an. Er schließt ein Auge, der Patient verdeckt das Auge, welches dem geschlossenen Auge des Untersuchers gegenüberliegt, mit einer Hand (27: Gesichtsfeldprüfung links; 28: Gesichtsfeldprüfung rechts). Untersucher und Patient fixieren mit dem offenen Auge jeweils die Nasenspitze ihres Gegenübers. In einer Ebene, genau in der Mitte zwischen Untersucher und Patient, führt der Untersucher nun von außen seinen Zeigefinger, der sich in den Interphalangealgelenken schnell hin- und herbewegt, von verschiedenen Richtungen ins Gesichtsfeld ein. Der Patient soll sagen, wann er den Zeigefinger wahrnimmt. Der Untersucher kontrolliert die Wahrnehmung des Patienten mit seinem eigenen (normalen) Gesichtsfeld. Gesichtsfeldausfälle (Skotome) sind pathologisch und werden durch Perimetrie genauer diagnostiziert.

Anamnestisch kann die Funktion des Nervus opticus (II) eingeschätzt werden durch die Frage, ob der Patient z.B. eine Zeitung gut lesen kann.

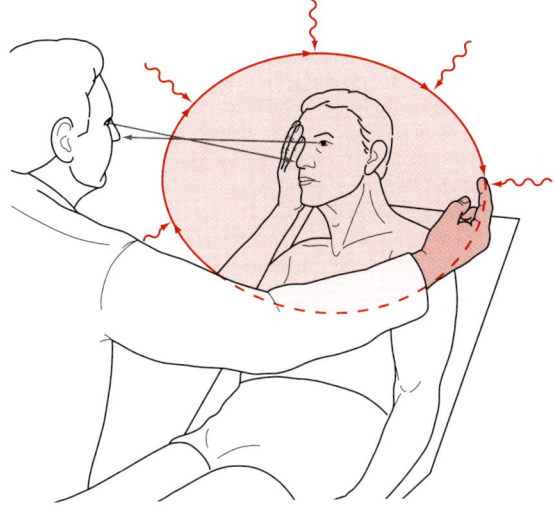

27

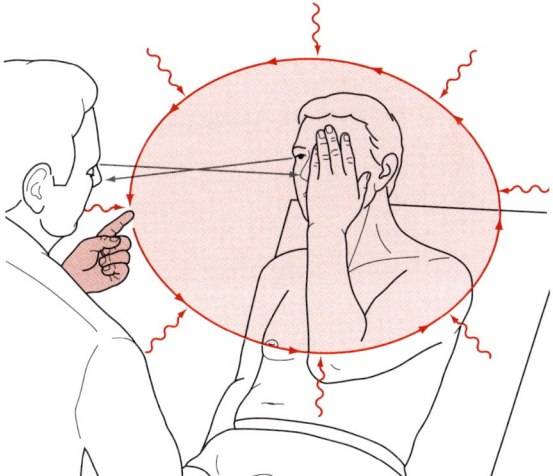

28

29–30 Geruchsprüfung/Hirnnervenprüfung: Nervus olfactorius (I)

Die Geruchswahrnehmung wird seitengetrennt (29: rechts; 30: links) untersucht: Der Patient wird gebeten, sich ein Nasenloch zuzuhalten und bei geschlossenen Augen aromatische Geruchsproben (z.B. Kamille, Kaffee, Zimt) zu identifizieren.

Eine Anosmie kann durch neurologische Störung der Riechbahn (z.B. bei frontobasalem Schädelhirntrauma mit traumatischem Abriss der Fila olfactoria) oder aber rhinogen (Affektion der Nasenschleimhäute; dann werden auch Trigeminusreizstoffe, wie z.B. Menthol oder Salmiak nicht wahrgenommen) verursacht sein. Bei Parosmie und Kakosmie, z.B. nach grippalem Infekt mit Rhinitis oder auch bei Temporallappenschädigung werden Gerüche zwar wahrgenommen, aber eben verändert.

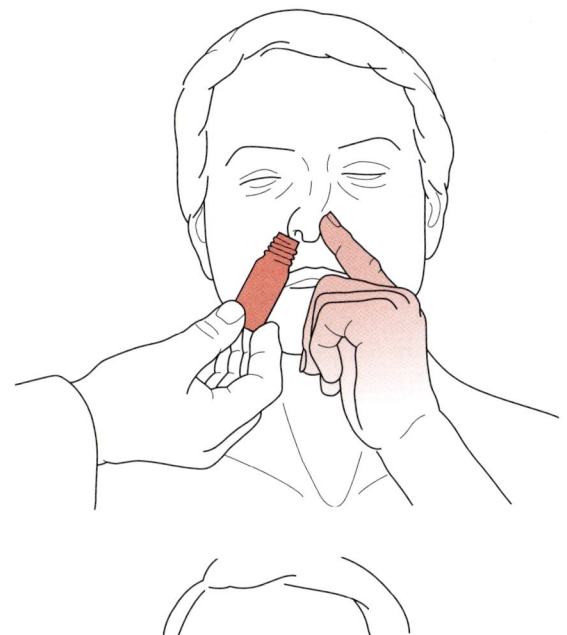

29

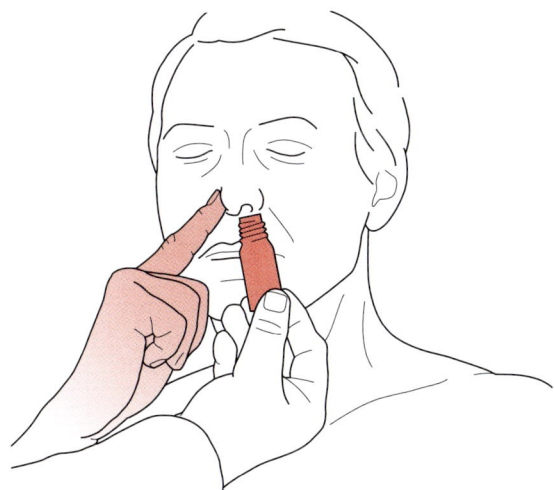

30

31–35 Palpation der Nervenaustrittspunkte sowie des Musculus masseter/Hirnnervenprüfung: Nervus trigeminus (V)

Die 3 Hauptäste der sensorischen Wurzel des Nervus trigeminus werden an ihren Nervenaustrittspunkten (eigentlich nicht Aus- sondern Eintrittspunkte) beidseits mit den Daumenspitzen auf Druckschmerzhaftigkeit (klinisches Zeichen z.B. bei Trigeminusneuralgie) untersucht: Nervus mandibularis (V3) am Foramen mentale (31), Nervus maxillaris (V2) am Foramen infraorbitale (32) und Nervus ophtalmicus (V1) am Foramen supraorbitale (33). Eine gedachte Senkrechte durch die Pupillen hilft bei der topographischen Orientierung.

Danach wird eine motorische Funktion des Nervus mandibularis (innerviert u.a. Kaumuskulatur) untersucht, indem der Tonus des Musculus masseter beidseits (34: rechts; 35: links) palpiert wird, während der Patient die Zähne zusammenbeißt.

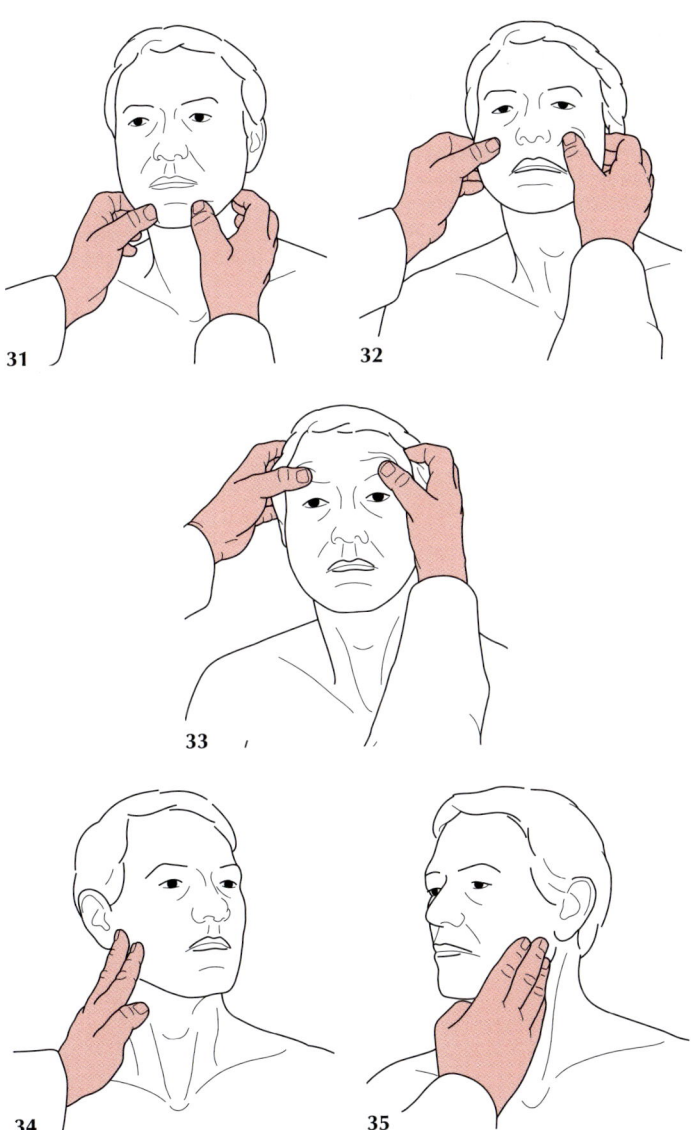

31

32

33

34

35

36–37 Kornealreflexprüfung/Hirnnervenprüfung: Nervus trigeminus (V)

Ein spitz zusammengedrehter Wattebausch oder eine weiche Papiertuch-
spitze wird – von seitlich kommend – gegen die Kornea geführt (36: links;
37: rechts). Leichte Berührung der Kornea löst Zusammenkneifen der Augen durch reflektorische Kontraktion des Musculus orbicularis oculi (Innervation durch Nervus facialis) aus. Ein falsch positiver Test erfolgt, wenn
man die Hand mit der Watte von vorn dem Auge nähert (retinoorbikulärer
Reflex). Ein falsch negativer Test erfolgt, wenn die Berührung auf der Kon-
junktiva stattfindet (Konjunktivalreflex kann bei Gesunden fehlen, nicht
aber der Kornealreflex).

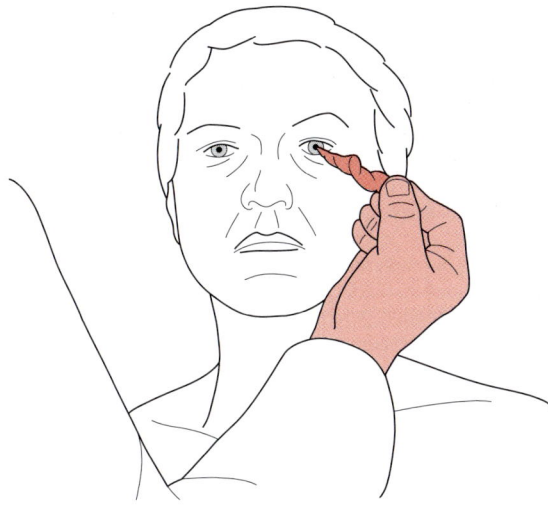

36

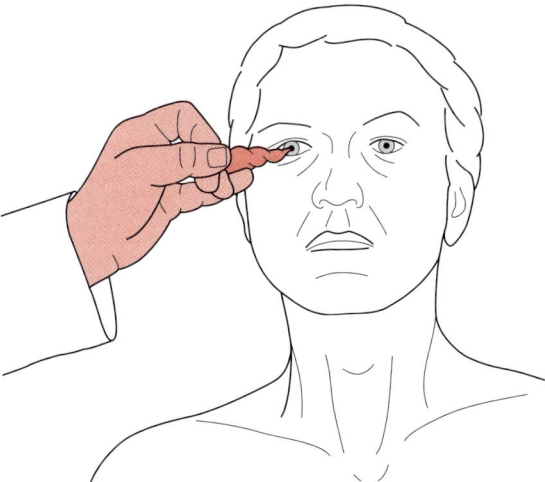

37

38–41 Prüfung der mimischen Muskulatur/Hirnnervenprüfung: Nervus facialis (VII)

Bereits durch Inspektion während des Anamnesegesprächs können klinische Zeichen einer Fazialisparese auffallen (z.B. asymmetrische Nasolabialfalten). Um die motorische Funktion des Nervus facialis (u.a. Innervation der mimischen Muskulatur) genauer zu untersuchen, wird der Patient gebeten:

- seine Zähne zu zeigen (38: Bleibt ein Mundwinkel in seiner Stellung zurück?)
- seine Wangen aufzublasen (39: Lässt eine Wange bei leichtem Druck deutlich seitenunterschiedlich Luft ab?)
- seine Augen zu schließen (40: Lässt sich ein Auge deutlich seitenunterschiedlich mit dem Daumen gegen die Kraft des Musculus orbicularis oculi öffnen?)
- nach oben zu schauen (diese Aufforderung bringt am deutlichsten ein Stirnrunzeln hervor; 41).

Nur die Stirnmuskeln und die periorbitalen Muskeln werden supranukleär von beiden Hemisphären innerviert, so dass dadurch die Parese grob lokaliert werden kann:

- sog. zentrale Fazialisparese (Stirnrunzeln und Augenschluss möglich): faziale Monoparese bei kortikaler Läsion oder Störung im Bereich des Tractus corticonuclearis
- sog. periphere Fazialisparese (Stirnrunzeln nicht möglich, Lagophtalmus mit Bell'schem Phänomen, siehe auch 14): nukleäre Läsion oder periphere Schädigung des Nervus facialis.

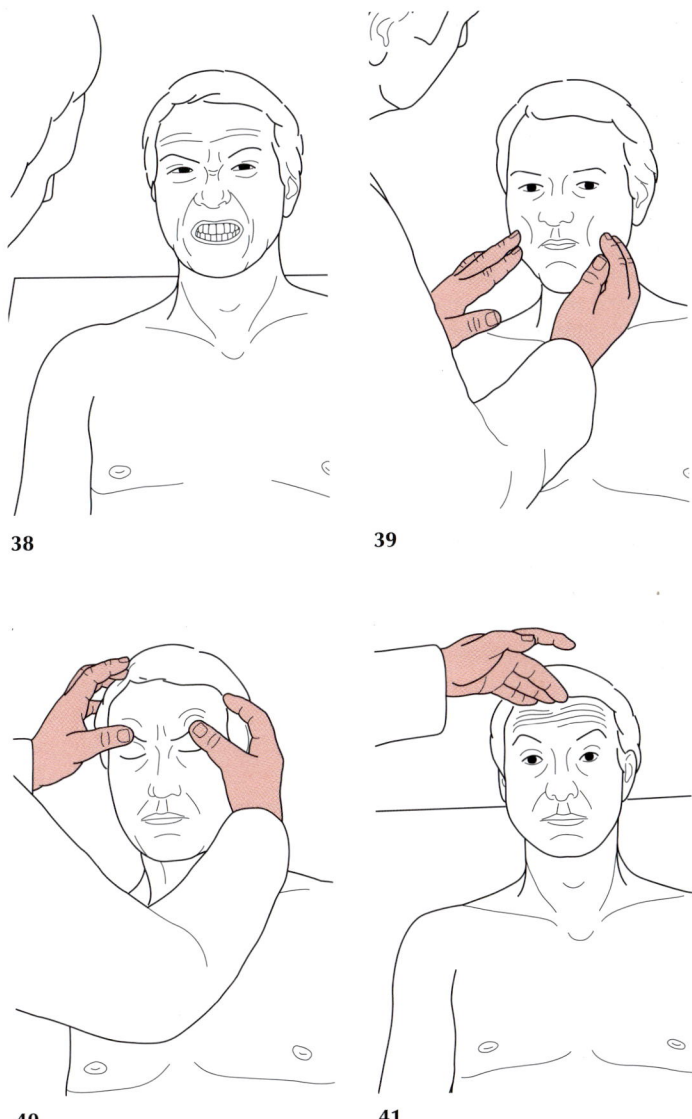

38

39

40

41

42–43 Grob orientierende Beurteilung des Gehörs/Hirnnervenprüfung: Nervus vestibulocochlearis (VIII)

Die Hörprüfung am Krankenbett bietet im Gegensatz zur apparativen Audiometrie nur eine grobe Orientierung.

Bei der **Hörweitenprüfung** wird die Flüster- und Umgangssprache mit viersilbigen Zahlwörtern seitengetrennt aus ca. 6 Metern Entfernung geprüft (42: rechts; 43: links), das abgewandte Ohr wird abgedichtet. Normalerweise wird Flüstersprache aus mindestens 6 Meter Abstand verstanden.

Ein pathologischer Befund (Schwerhörigkeit) kann durch Stimmgabelprüfungen (v.a. Weber- und Rinne-Versuch) weiter differenziert werden in Schallleitungs- (im äußeren Gehörgang oder Mittelohr; Selbstversuch: Zuhalten eines Ohres) und Schallempfindungsstörung (im Innenohr). Lateralisierung im **Weber-Versuch** (Aufsetzen der schwingenden 440-Hz-Stimmgabel auf die Mitte des Schädels) ist pathologisch: nach ipsilateral bei einseitiger Störung der Schallleitung, nach kontralateral bei einseitiger Schallempfindungsstörung. Ein negativer **Rinne-Versuch** (schwingende Stimmgabel auf Mastoid setzen bis vom Patienten kein Ton mehr wahrgenommen wird, dann unverzüglich die Stimmgabel vor das ipsilaterale Ohr halten) ist ein klinisches Zeichen der Schallleitungsstörung: Der Ton wird nicht gehört (Knochenleitung besser als Luftleitung). Bei Gesunden und Schallempfindungsstörung dagegen wird der Ton wieder wahrgenommen (positiver Rinne-Versuch).

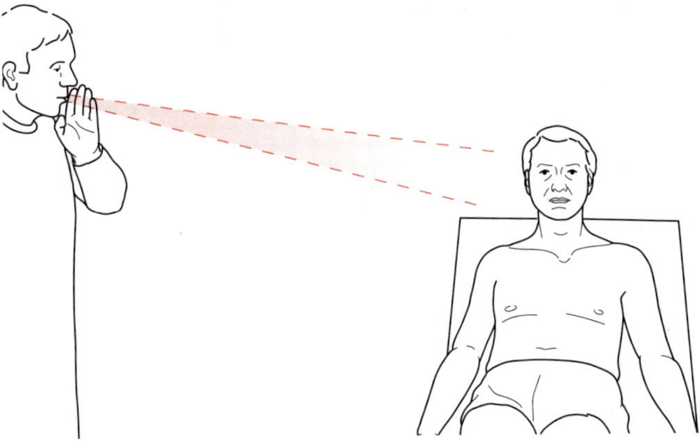

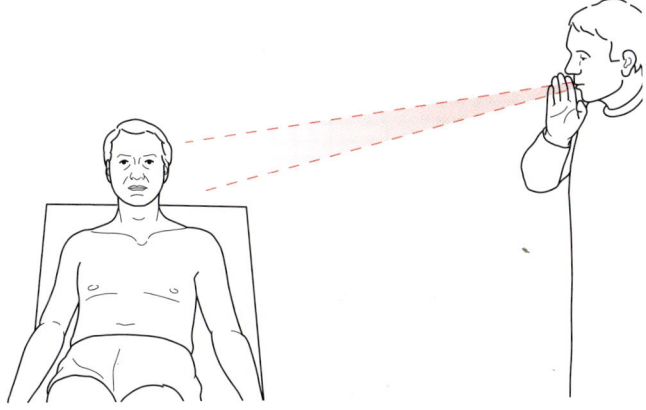

42

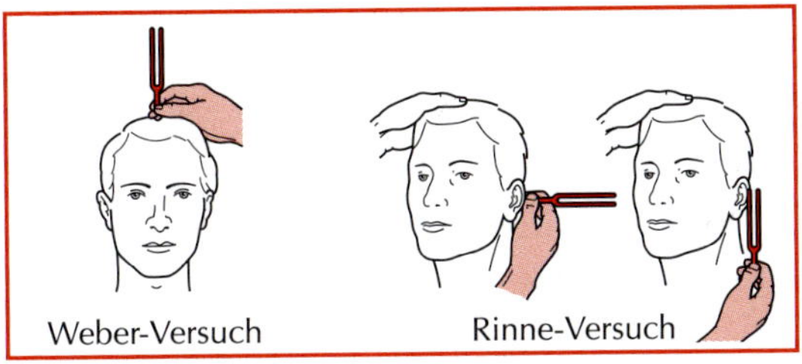

Weber-Versuch   Rinne-Versuch

43

44–46 Hirnnervenprüfung: Nervus accessorius (XI)

Der Patient wird gebeten gegen manuellen Widerstand durch den Untersucher den Kopf nach links (44) und dann nach rechts (45) zu drehen. Dabei wird die grobe Kraft des Musculus sternocleidomastoideus (Innervation durch Nervus accessorius) beurteilt. Der ebenfalls vom Nervus accessorius innervierte Musculus trapezius wird untersucht, indem der Patient gegen manuellen Widerstand durch den Untersucher seine Schultern anhebt (46).

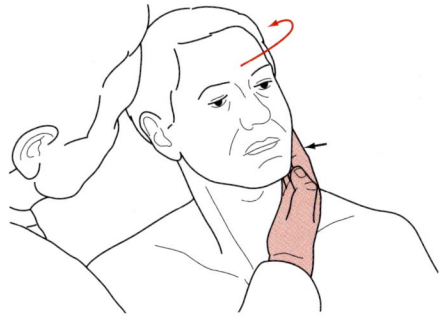

44

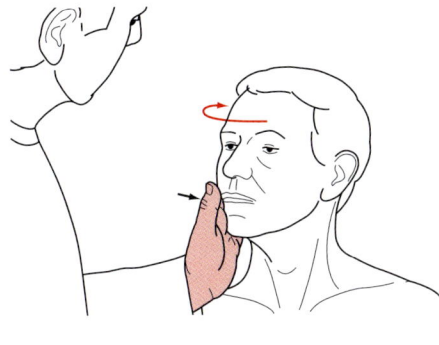

45

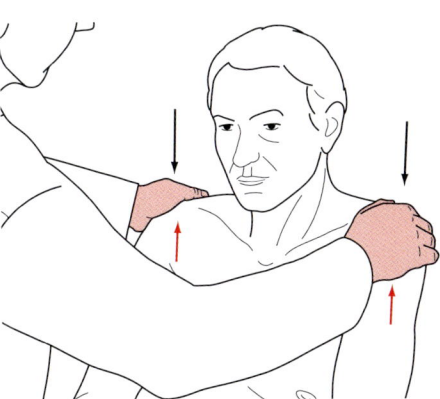

46

47–48 Grob orientierende Einschätzung des zentralen Venendrucks (ZVD)

Anhand der Jugularvenenfüllung (Vena jugularis externa) kann am sitzenden Patienten (Oberkörperhochlage um 45°) der ZVD grob eingeschätzt werden, indem der Abstand zwischen 2 gedachten Horizontalen gemessen wird: 1. durch den Angulus sterni sowie 2. durch den kranialsten Punkt sichtbarer Oszillationen der Vena jugularis externa (47). Ein Messergebnis von 2–3 cm ist normal (entspricht einem ZVD von ca. 7–8 cm H_2O). Bei unsicherer Beobachtung der Höhe der Jugularvenenfüllung kann durch Auflegen einer Fingerkante oberhalb der Klavikula die Jugularvene sichtbar aufgestaut (48) und nach Entfernen des Fingers erneut beurteilt werden.

Pathologische Erhöhung des Jugularvenendrucks ist ein klinisches Zeichen der oberen Einflussstauung z.B. bei Rechtsherzinsuffizienz. Eine zunehmende Jugularvenenfüllung durch manuellen festen anhaltenden Druck in den rechten oberen Abdominalquadranten (hepatojugulärer Reflux) ist ein klinisches Zeichen bei Stauungsleber.

49 Jugularvenenpuls

Der nur der Inspektion und nicht der Palpation zugängliche Venenpuls wird über der Vena jugularis interna beobachtet, und zwar zwischen dem klavikulären und dem sternalen Ansatz oder gerade lateral des klavikulären Ansatzes des Musculus sternocleidomastoideus. Die venöse Pulsation wird bei jedem Herzzyklus in der Regel als Doppelschlag (a-Welle, v-Welle) wahrgenommen. Bei Vorhofflimmern z.B. fehlt dagegen die a-Welle.

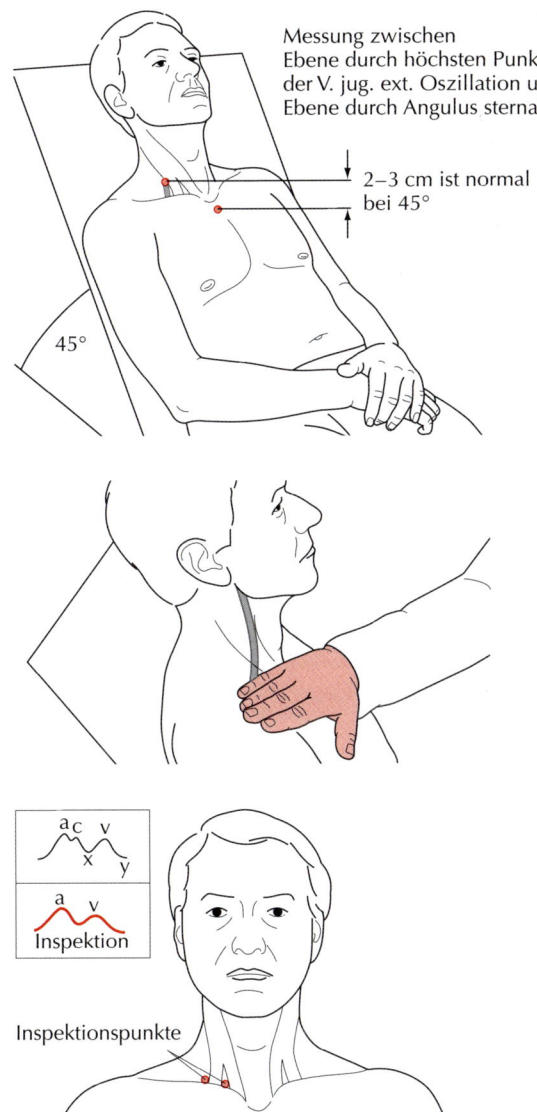

Messung zwischen
Ebene durch höchsten Punkt
der V. jug. ext. Oszillation und
Ebene durch Angulus sternalis

2–3 cm ist normal
bei 45°

45°

47

48

a c v
x y

a v
Inspektion

Inspektionspunkte

49

50 Palpation der Trachea

Mit Zeigefinger und Daumen wird palpatorisch in der Fossa jugularis (über Incisura jugularis sterni) bei gering vorgeneigtem Kopf (zur besseren Entspannung) die Mittelständigkeit der Trachea, seitliche Mobilität bei seitlichem Druck und soweit möglich der inferiore Verlauf beurteilt. Eine seitlich abgewichene Trachea kann z.B. klinisches Zeichen einer Struma sein.

51 Palpation der Schilddrüse

Der Untersucher steht hinter dem Patienten und palpiert mit dem Zeige- und Mittelfinger am medialen Rand des Musculus sternocleidomastoideus in die Tiefe, d.h. nach kaudal, dorsal und lateral. Zur Entspannung der umliegenden Gewebe (51: rechts) kann der Kopf des Patienten etwas seitlich nach vorn geneigt werden und seitlicher Druck auf den Schildknorpel (Cartilago thyroidea) durch die nicht palpierende Hand des Untersuchers ausgeübt werden. Gelegentlich ist die Kopfreklination vorteilhaft. Bei einem Schluckakt hebt sich die Schilddrüse gering an und gleitet unter den palpierenden Fingern nach oben. Der obere und seitliche Bereich einer vergrößerten Schilddrüse (Struma) können so getastet und bezüglich Oberfläche, Konsistenz und Druckschmerz (mögliches klinisches Zeichen einer Thyroiditis) beurteilt werden. Zur Verlaufsbeobachtung wird zusätzlich der Halsumfang gemessen. Ein unter Umständen palpables Schwirren kommt meist bei hyperthyreoter Struma infolge thyroidealer Mehrperfusion vor (häufig mit auskultatorischem Gefäßgeräusch). Bei Palpation von Schilddrüsenknoten (Struma nodosa) ist besonders auf die regionären Lymphknoten zu achten (wegen der DD maligner Schilddrüsentumor).

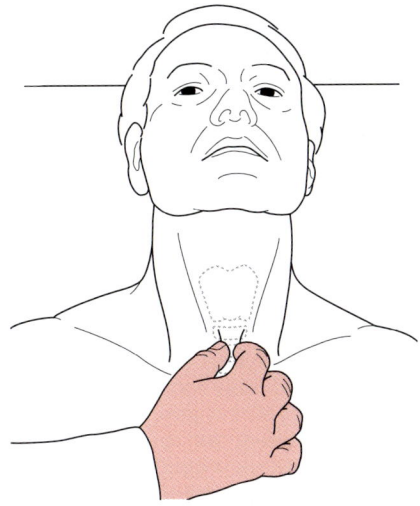

50

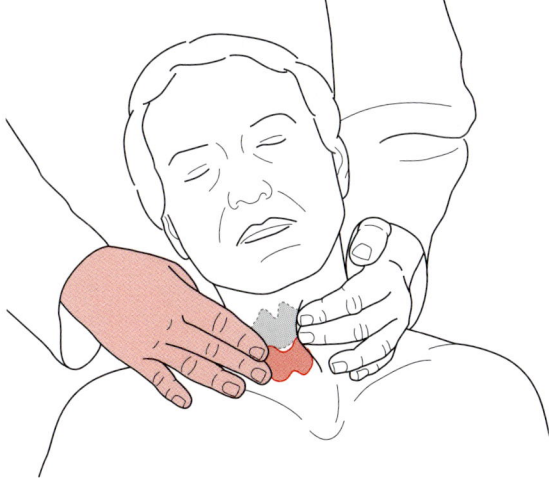

51

52 Stimmfremitus dorsal

Während der Patient wiederholt das Wort 99 (tiefe Frequenzen) laut spricht, wird der Thorax des Patienten dorsal von kranial nach kaudal seitenvergleichend mit flach aufgelegten Handflächen auf palpable Vibrationen (Stimmfremitus) untersucht. Bei pulmonaler Infiltration ist der Stimmfremitus verstärkt (d.h. der Grundton der tiefen Stimme wird mit größerer Amplitude zur Brustwand geleitet), aufgehoben dagegen z.B. bei Pneumothorax oder Pleuraerguss.

53–54 Vergleichende Perkussion des Thorax dorsal

Zur vergleichenden Perkussion (laute indirekte Perkussion) dorsal steht der Untersucher auf der rechten Patientenseite (53), Angesicht zu Angesicht mit dem aufsitzenden Patienten, leicht über dessen Schulter gebeugt und klopft auf das Mittelglied (siehe auch Bildführer 55) seines horizontal und fest aufgelegten linken Mittelfingers (Plessimeterfinger; Plessimeter: historisches Plättchen-Instrument, auf das mit dem Perkussionshammer geklopft wurde). Der schlagende Finger ist der rechte Mittelfinger, der vertikal von etwas schräg oben kommt und in jedem seiner Gelenke ca. 45° gebeugt ist (der 4. und 5. Finger sind stärker gebeugt, der 2. Finger ist kaum gebeugt). Der Schlag kommt etwas federnd, eher aus dem Handgelenk als aus dem Arm, und trifft (stets bei gleicher Stärke des Anschlags) mit der Fingerspitze und nicht mit der flachen Fingerkuppe. Daher muss der Fingernagel für einen effektiven Anschlag kurz geschnitten sein. Der Untersucher führt den Perkussionsschlag also in Richtung auf sich selbst aus (bei der Perkussion der ventralen Thoraxwand dagegen weg von sich). Der erzeugte Klopfschall korrespondierender Stellen rechts und links wird verglichen (54: von kranial nach kaudal).

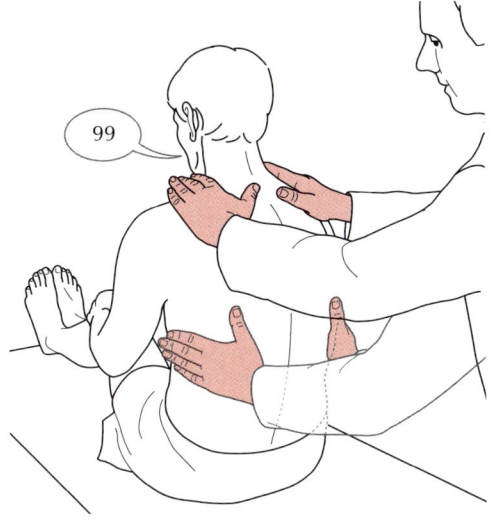

52

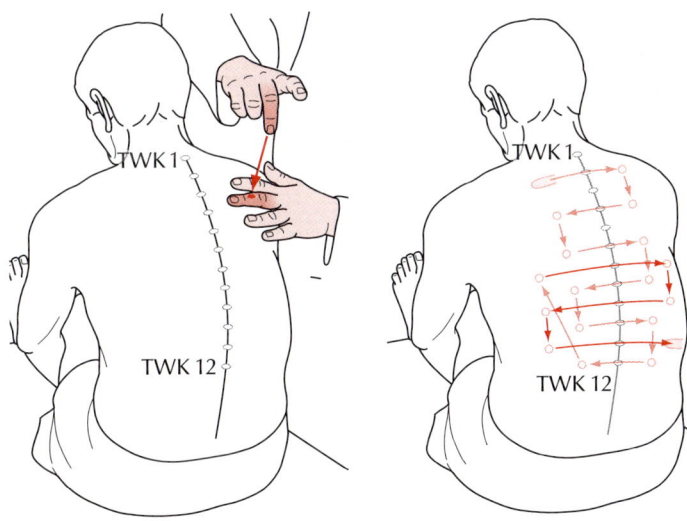

53   **54**

55 Grenzperkussion des Thorax dorsal zur Untersuchung der Verschieblichkeit der unteren Lungengrenzen

Die Verschieblichkeit der unteren Lungengrenzen wird durch seitengetrennte Grenzperkussion untersucht, indem die perkutorisch ermittelten unteren Lungengrenzen in tiefer Inspiration (den Patienten auffordern, tief Luft zu holen und die Luft anzuhalten; Perkussion von kranial nach kaudal) mit der in tiefer Exspiration (Patienten ausatmen und Luftanhalten lassen; Perkussion von kaudal nach kranial) verglichen werden.

Nach Erreichen einer Zone relativer Klopfschalldämpfung durch laute indirekte Perkussion von kranial nach kaudal kippt zur Grenzperkussion der Plessimeterfinger etwas nach vorn (dadurch liegt nur noch das Endglied des linken Mittelfingers auf) und der Anschlag mit dem rechten Mittelfinger erfolgt etwas leichter und trifft etwas weiter distal auf den Plessimeterfinger (also genau über dem distalen Interphalangealgelenk) als bei der vergleichenden (lauten) Perkussion. So wird nur ein kleinerer Gewebeteil in Schwingungen versetzt und es erfolgt auf engstem Abstand eine deutliche Klopfschallveränderung (von relativ gedämpft nach absolut gedämpft), die die Organgrenze anzeigt. Der Plessimeterfinger wird immer parallel zur erwarteten Organgrenze aufgelegt. Die Stelle der unteren Grenze wird markiert, und nach Ausatmen und Bestimmung der oberen Grenze wird der Abstand der beiden Grenzen gemessen.

Die normale untere Lungengrenze liegt paravertebral etwa in Höhe des 11. thorakalen Wirbelkörpers und ist 5 bis 6 cm atemverschieblich. Verminderte Verschieblichkeit liegt z.B. bei Lungenemphysem vor.

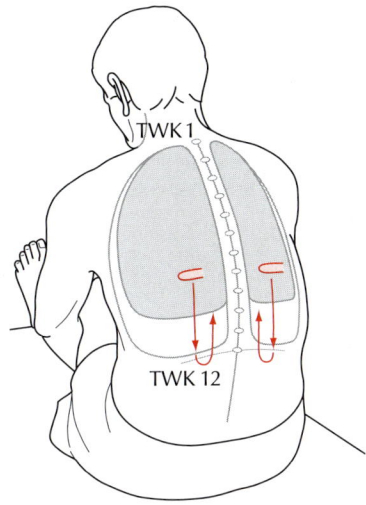

TWK 1

TWK 12

55

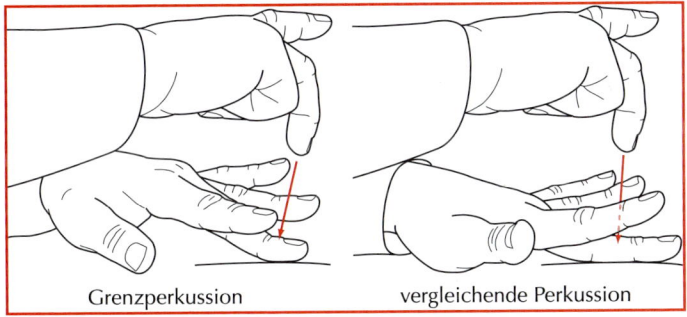

Grenzperkussion   vergleichende Perkussion

56–57 Auskultation des Thorax dorsal mit Bronchophonie

Die Lunge wird dorsal von kranial nach kaudal im Seitenvergleich auskultiert, während der Patient mit offenem Mund gleichmäßig und ruhig tief ein- und ausatmet (56a und b).

Durch Auskultation während der Patient wiederholt „66" flüstert, können über Lungeninfiltrationen scharfe und klare Konsonanten und Vokale wahrgenommen werden (57: Bronchophonie).

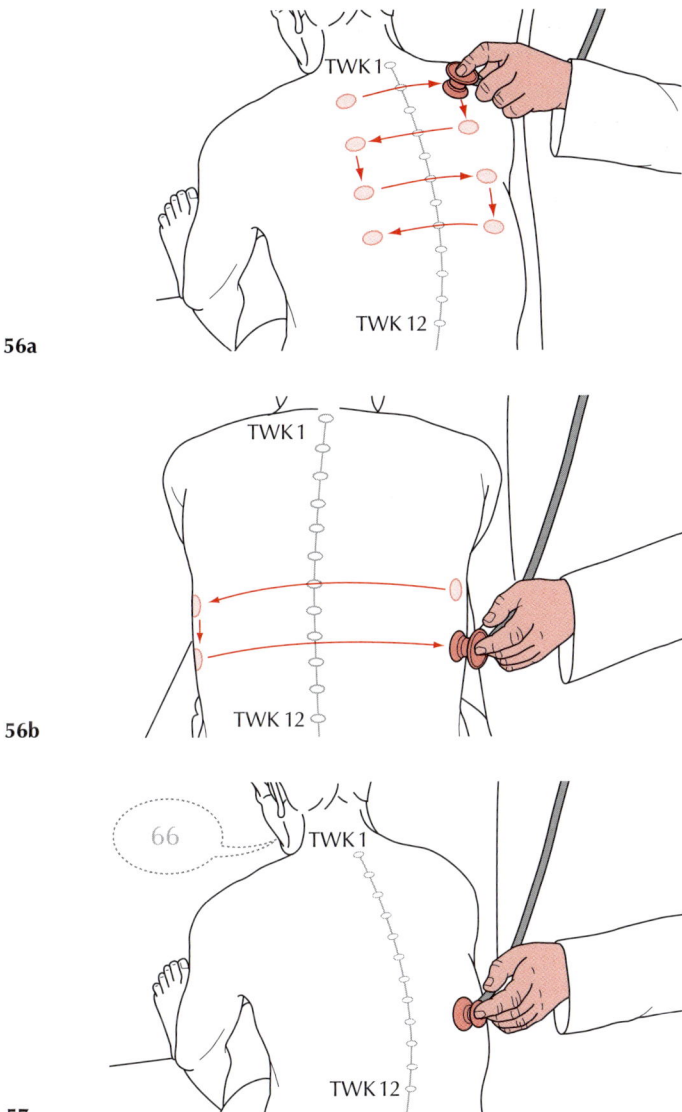

56a

56b

57

58–60 Untersuchung des Rückens mit Prüfung auf Wirbelsäulen- und Nierenlagerklopfschmerz sowie Anasarka

Die Wirbelsäule wird bei vorgebeugtem Patientenoberkörper tangential von oben mit Blickrichtung nach kaudal inspiziert (z.B. auf Skoliose) und dann werden die Dornfortsätze von kranial nach kaudal (deutlich, aber einfühlsam) beklopft (58). Danach erfolgt die Untersuchung der Nierenlager (59: TWK 12 bis LWK 3), jeweils rechts und links durch einen lockeren, einfühlsamen Schlag. Ein diffuser Wirbelsäulenklopfschmerz kommt bei Osteoporose, ein umschriebener Klopfschmerz z.B. bei Fraktur oder Spondylitis vor. Ein Klopfschmerz in der Nierengegend ist klinisches Zeichen u.a. einer Pyelonephritis. Durch Palpation des Rückens werden Anasarka erkannt (bleibender Fingereindruck; 60).

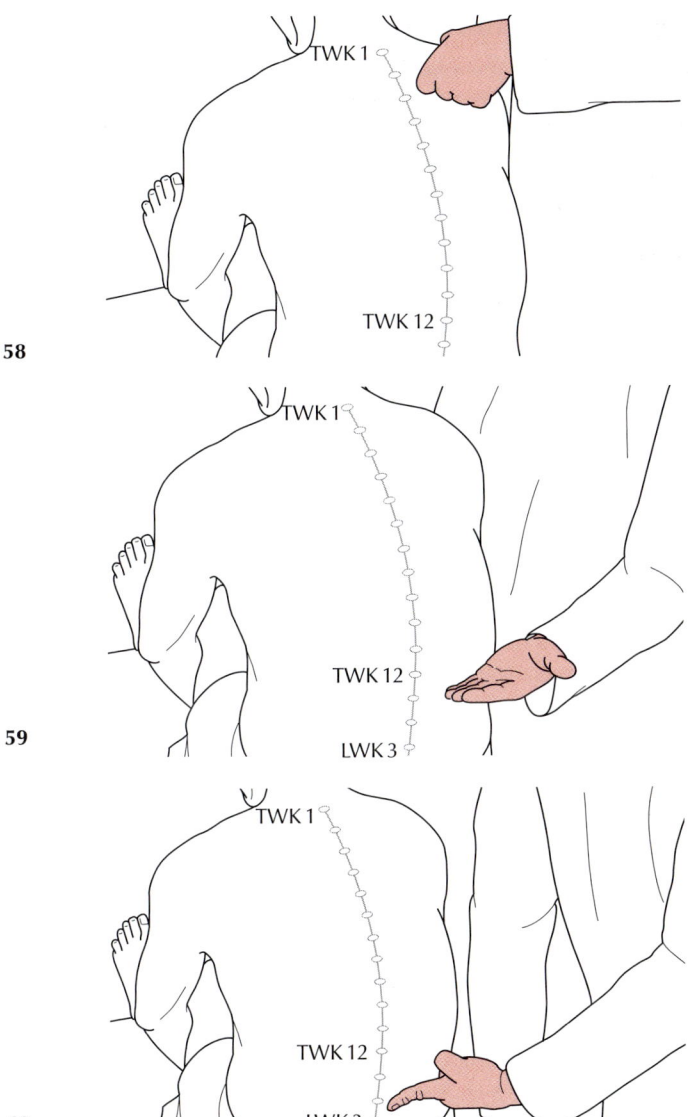

58

TWK 1

TWK 12

59

TWK 1

TWK 12

LWK 3

60

TWK 1

TWK 12

LWK 3

61–62 Inspektion des Thorax ventral

Beurteilt werden Thoraxform (61; z.B. Fassthorax bei Lungenemphysem, Pectus carinatum mit Harrison-Furche bei Rachitis) sowie die normalerweise symmetrischen Atemexkursionen (62): Bei tiefer Inspiration weichen die Rippenbögen nach außen und durch das tiefer tretende Zwerchfell wölbt sich das Abdomen vor, die Zwischenrippenräume werden als Eindellungen sichtbar. Einseitige Störung der Expansion kann z.B. auf einen Lungen- oder Pleuraprozess hinweisen, paradoxe Expansion auf eine Rippenserienfraktur. Zusätzlich ist auf pathologische Atmungstypen (z.B. Kussmaul- oder Cheyne-Stokes-Atmung) zu achten. Thorakale Hautveränderungen geben ebenfalls Krankheitshinweise (z.B. Naevus araneus bei Leberzirrhose).

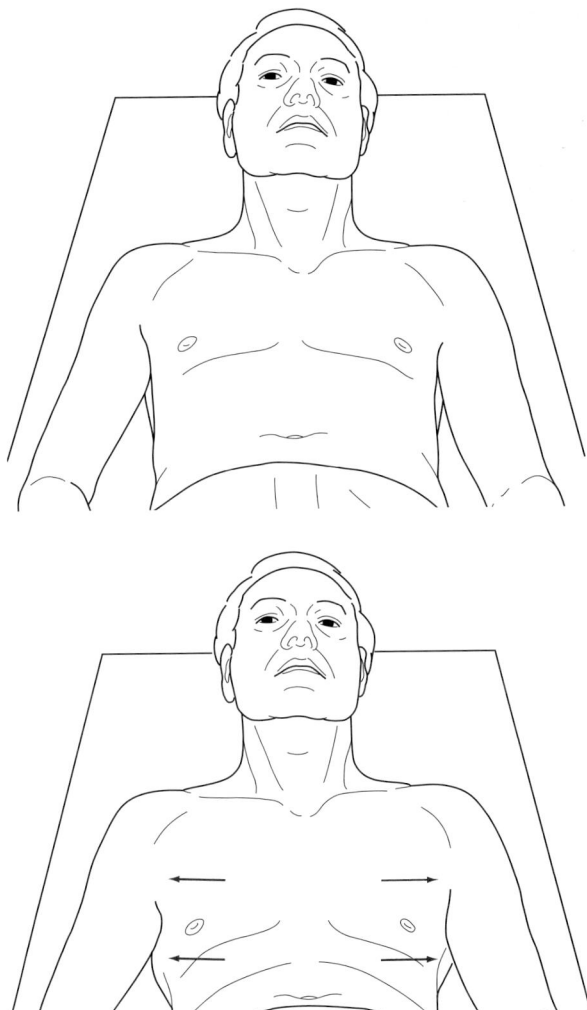

61

62

63–64 Palpation des Thorax ventral zur Kontrolle der inspiratorischen Thoraxexpansion

Der Untersucher legt seine Finger am seitlichen Thorax während der Exspiration des Patienten so an, dass sich die Daumen in der Mittellinie treffen (63). Nun wird der Patient aufgefordert, tief einzuatmen. Der Untersucher hält dabei die Fingerspitzen fixiert, während die Daumen locker auseinandergleiten (64). Normalerweise entfernen sich die Daumen beidseits gleich von der Mittellinie in einem von Daumen zu Daumen geschätzten Gesamtabstand von mindestens 5 Zentimetern. Genauer ist die Messung mit einem Bandmaß, das in Mamillenhöhe um den Thorax gelegt wird (Differenz nach Ein- und Ausatmung: normalerweise 5–10 cm). Mangelnde Thoraxexpansion liegt z.B. bei Pleuraerguss vor.

65 Stimmfremitus ventral

Der Thorax wird palpiert während der Patient das Wort 99 (tiefe Frequenzen) laut spricht (siehe auch 52).

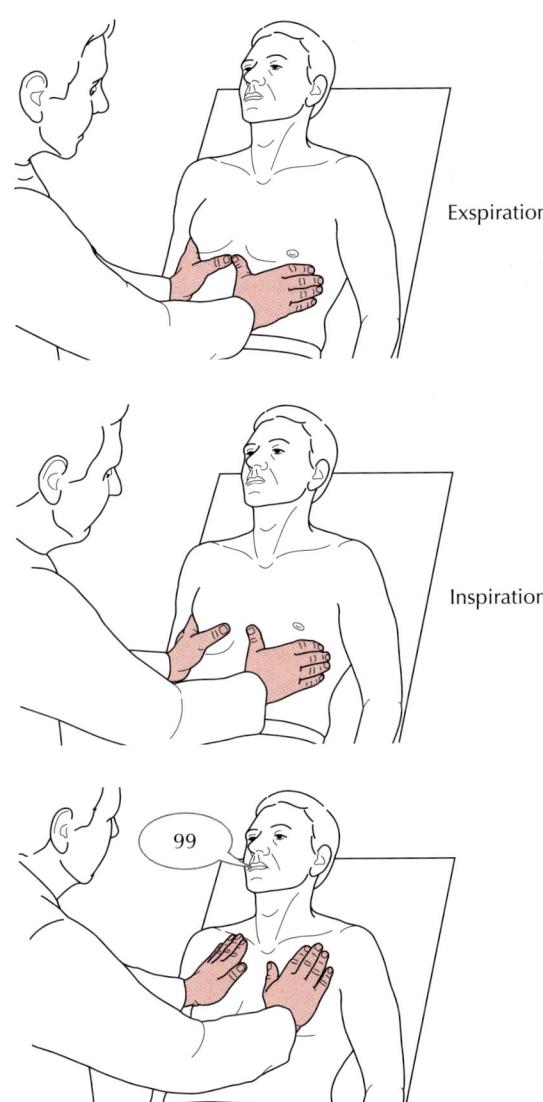

Exspiration

63

Inspiration

64

65

66 Grenzperkussion des Thorax ventral

Die seitengetrennte ventralthorakale Grenzperkussion von kranial nach kaudal (66a; siehe auch 55) ergibt durch Klopfschallveränderung (rechts: von sonor nach hepatischer Dämpfung, links: von sonor nach gastraler Tympanie) die Lungengrenze normalerweise in der Medioklavikularlinie ca. in Höhe der 6. Rippe, in der mittleren Axillarlinie in Höhe der 7. Rippe, in der Skapularlinie in Höhe der 9. Rippe und paravertebral in Höhe des 11. thokakalen Wirbelkörpers.

Der laute, sonore Klopfschall wird am flach liegenden Patienten rechts ab dem 4. oder 5. Interkostalraum relativ gedämpft (66b; siehe auch Kapitel 3.2.1 Lunge), da in der Tiefe die sich nach oben wölbende Leberkuppel nun vom Klopfimpuls mit erfasst wird. Perkutiert man nun leise durch Grenzperkussion nach kaudal weiter, so versetzt man nur noch den Lungenkeil in Schwingungen, und es erfolgt in engstem Abstand plötzlich eine erneute deutliche Dämpfung (absolute Dämpfung), dann nämlich, wenn nur noch die Leber perkutorisch erfasst wird. Hier befindet sich die Lungen-Leber-Grenze (entspricht der unteren Lungengrenze und dem Beginn der absoluten Leberdämpfung). Die untere Lebergrenze wird durch Grenzperkussion von kaudal nach kranial bestimmt (Klopfschallwechsel von tympanitisch nach gedämpft). Der Abstand vom Beginn der absoluten Leberdämpfung zur unteren Lebergrenze in Zentimetern (normal: 7–10 cm, abhängig von Körpergröße, Faktor X) ist ein grobes Maß für die Lebergröße.

67 Vergleichende Perkussion des Thorax ventral

Im Seitenvergleich wird von kranial nach kaudal laut perkutiert und der Klopfschall beurteilt (siehe auch 53–54).

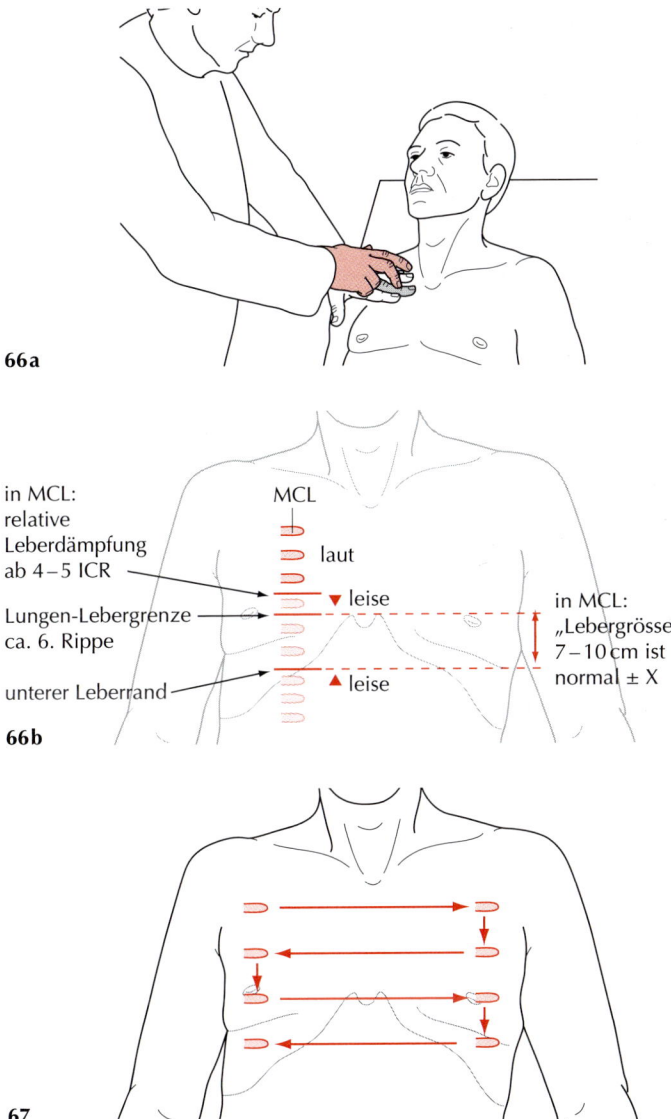

66a

in MCL:
relative
Leberdämpfung
ab 4 – 5 ICR

MCL

laut

▼ leise

Lungen-Lebergrenze
ca. 6. Rippe

in MCL:
„Lebergrösse"
7 – 10 cm ist
normal ± X

unterer Leberrand

▲ leise

66b

67

68 Auskultation der Lunge ventral mit Bronchophonie

Während der Patient durch den geöffneten Mund ein- und ausatmet, wird die Lunge seitenvergleichend (68a) von kranial nach kaudal auskultiert (siehe auch 56–57) und die Atemgeräusche (normal: vesikulär bzw. im apikalen parasternalen Bereich bronchovesikulär) sowie evtl. vorhandene Nebengeräusche beurteilt. Mit dem Trichterteil des Stethoskops werden tiefe Frequenzen (z.B. vesikuläres Atemgeräusch) besser wahrgenommen, mit dem Membranteil dagegen die höheren Frequenzen, z.B. bronchiales Atemgeräusch und Bronchophonie (68b).

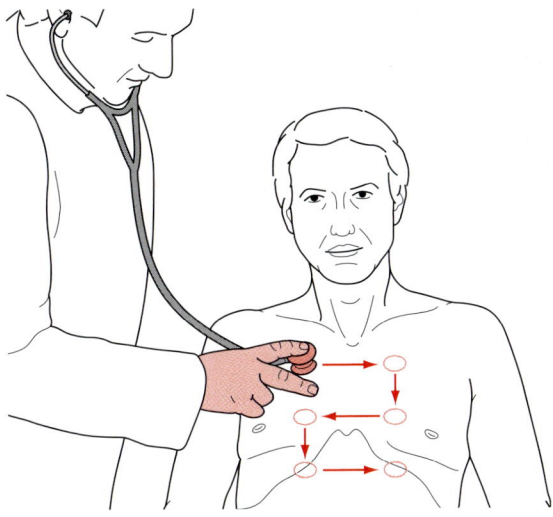

68a

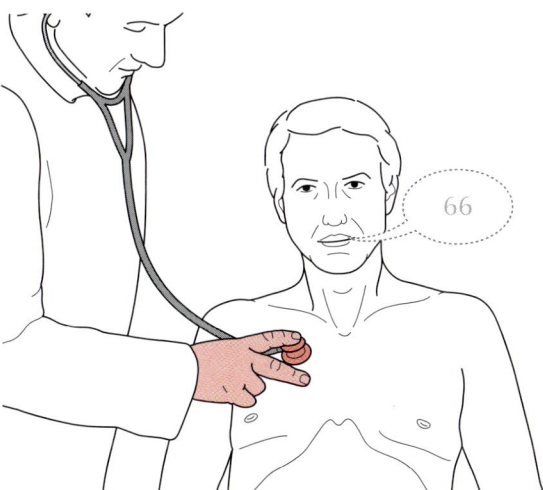

68b

69–70 **Palpation des Herzens**

Zunächst legt der Untersucher seine rechte Hand flach und fest in kraniokaudaler Richtung auf das Sternum (69) und prüft, ob Schwirren oder Pulsationen (z.B. hebender Herzimpuls am linken unteren Sternalrand bei Rechtsherzhypertrophie) zu tasten sind. Anschließend wird zur Untersuchung des Herzspitzenstoßes die rechte Hand quer auf den Thorax gelegt, so dass die Handwurzel über dem unteren Sternumdrittel und die Finger links außen über der Herzspitze zu liegen kommen (70). Der normale Herzspitzenstoß wird als kurzes Anklopfen auf einem kleinen münzgroßen Areal wahrgenommen und liegt innerhalb der Medioclavicularlinie nicht weiter kaudal als der 5. Interkostalraum. Er kann bei Linksherzdilatation nach lateral und kaudal verschoben sein.

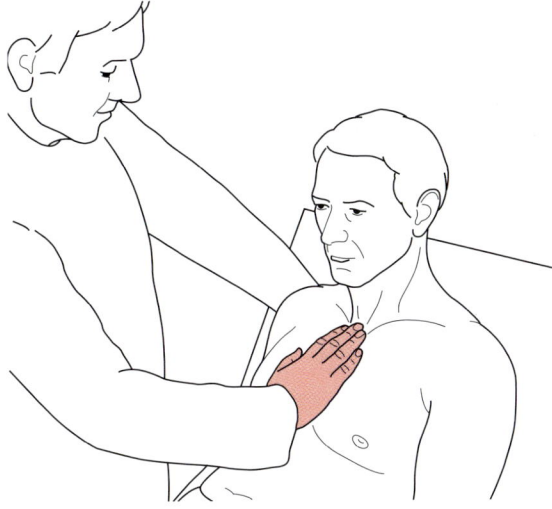

69

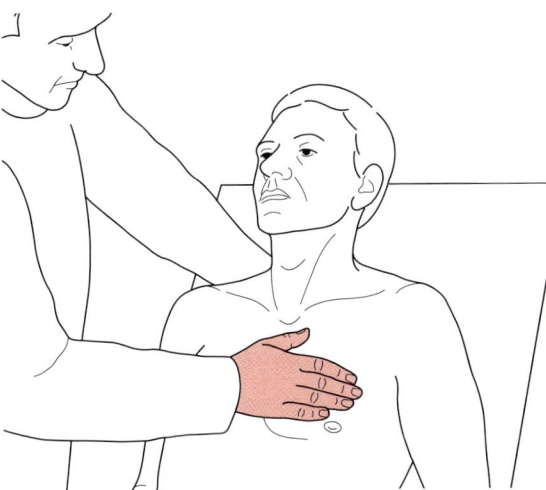

70

71 Perkussion des Herzens

Durch Grenzperkussion (siehe auch 55 und 66) wird die Herzgrenze mit relativer und absoluter Dämpfung ermittelt. Die relative Grenze verläuft normalerweise am Sternalrand rechts in kraniokaudaler Richtung und auf der linken Seite zunächst am Sternalrand links und dann ab dem 3. Interkostalraum links in einem leicht konvexen Bogen zur Herzspitze. Der Bereich der absoluten Dämpfung ist deutlich kleiner als der der relativen und reicht nach oben bis zur 4. Rippe. Bei einem Perikarderguss ergibt sich eine zeltförmige, beidseits deutlich verbreiterte relative und absolute Dämpfungsfigur, bei Aneurysma der aszendierenden Aorta eine deutlich ausladende Dämpfung im Bereich des 2. Interkostalraums rechts.

1. Perkussion der absoluten Lebergrenze (6. Rippe in MCL ist normal)
2. Übertragung der Grenze nach links
3. + 4. Perkussion der relativen (laut) und der absoluten (leise) Herzgrenze

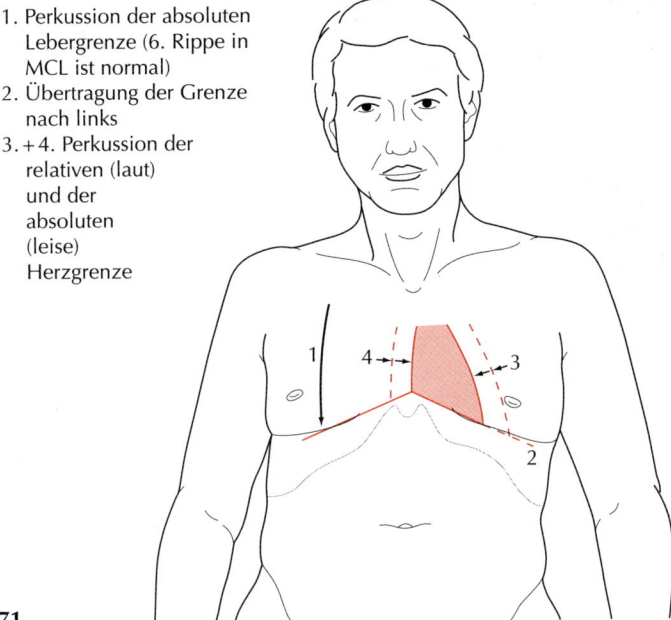

71

72a Auskultationspunkte des Herzens

Durch Fortleitung der Schallphänomene von den Herzklappen zur Thoraxoberfläche entsprechend der Blutflussrichtung ergeben sich definierte Auskultationspunkte für jede Herzklappe:
Aortenklappe (A): 2. ICR (Interkostalraum) parasternal rechts
Pulmonalklappe (P): 2. ICR parasternal links
Trikuspidalklappe (T): 4. ICR sternal rechts und links
Mitralklappe (M): Herzspitze
Erb'scher Punkt (E; zentraler Auskultationspunkt für alle Schallphänomene des Herzens): 3. ICR parasternal links

72b Auskultation des Herzens

Die Einordnung von Herzgeräuschen erfordert die sichere Identifikation der Herztöne (siehe Kapitel 3.2.2 Herz-Kreislaufsystem). Lateral des Schildknorpels medial des Musculus sternocleidomastoideus im Trigonum caroticum ist der Karotispuls (zeitlich kurz nach dem 1. Herzton) zu tasten.

73 Auskultation der Arteria carotis

Über dem Trigonum caroticum wird die Arteria carotis auskultiert, ob Gefäßgeräusche (pathologisch) wahrzunehmen sind. Diese können entweder im Herzen entstanden sein (fortgeleitetes Herzklappengeräusch) oder aber in der Karotis selbst (durch turbulente statt laminäre Strömung z.B. bei Karotisstenose) entstehen.

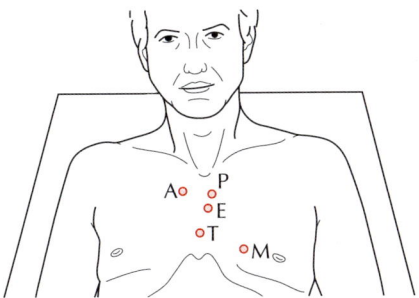

72a

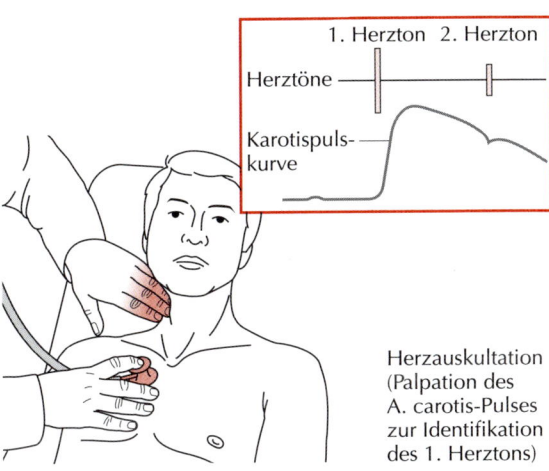

1. Herzton   2. Herzton

Herztöne

Karotispuls-
kurve

72b

Herzauskultation
(Palpation des
A. carotis-Pulses
zur Identifikation
des 1. Herztons)

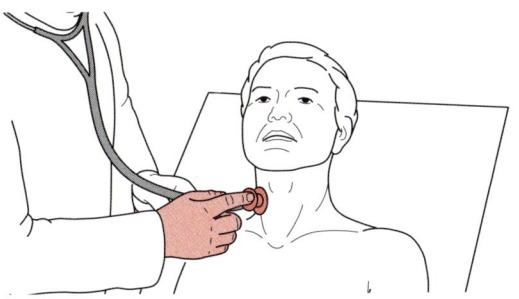

73

74 **Auskultation des Herzens bei vorgebeugtem Oberkörper des Patienten**

Das Herzgeräusch bei Aortenklappeninsuffizienz wird in dieser Körperlage besonders deutlich wahrgenommen.

75 **Auskultation des Herzens in Linksseitenlage des Patienten**

Das Herzgeräusch bei Mitralklappenstenose wird in dieser Körperlage besonders deutlich wahrgenommen.

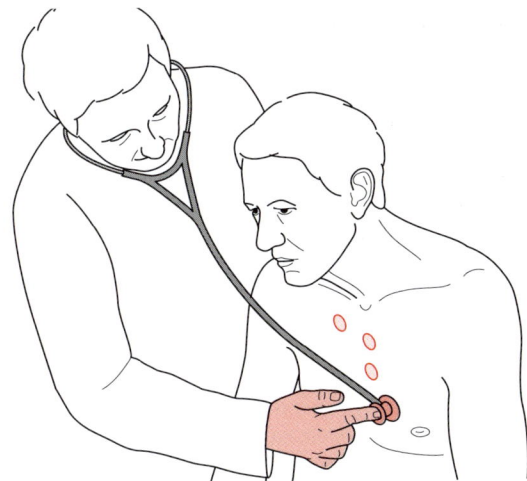

74

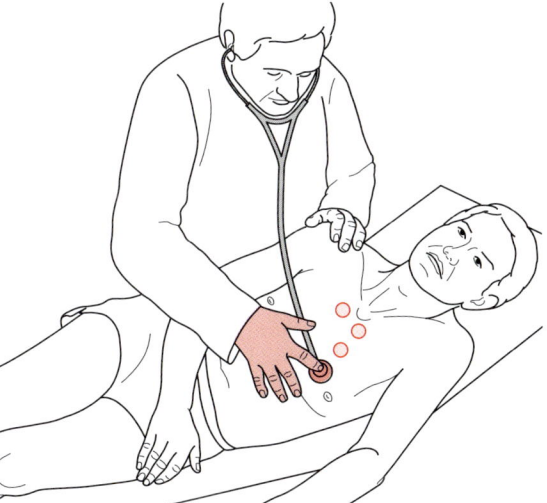

75

76 Inspektion des Abdomens

Der Untersucher stellt sich an das Fußende des Bettes und bittet den flach auf dem Rücken liegenden Patienten tief ein- und auszuatmen. Bei der Inspiration drückt das tiefer tretende Zwerchfell auf die Bauchorgane, wodurch sich der Bauch normalerweise symmetrisch vorwölbt.

Pathologisch sind fehlende Bauchdeckenbewegungen (z.B. bei Peritonitis) oder asymmetrische Bauchdeckenvorwölbungen (z.B. bei Zwerchfelllähmung oder Spannungspneumothorax). Zu achten ist auch auf allgemeine Bauchumfangsvermehrung (z.B. Schwangerschaft, Adipositas, Ileus, Aszites) oder örtlich begrenzte Schwellung (siehe Kapitel 5. Prüfungshilfe für das Hammerexamen, Punkt 4) sowie Hautveränderungen (z.B. senile Warze, Hämangiom, Fibrom, Lipom). Erweiterte Bauchdeckenvenen können durch Behinderung des Pfortaderabflusses entstehen (caput medusae: Blut fließt radiär, zentrifugal vom Nabel weg) oder durch Verschluss der Vena cava inferior (kranial gerichteter Blutfluss in lateralen Hautvenen des Unter- und Oberbauches). Abdominale Operationsnarben können Hinweise auf frühere Krankheiten geben. Sichtbare Pulsationen und sichtbare Peristaltik müssen nicht pathologisch sein, sie werden häufig bei dünnen Patienten beobachtet.

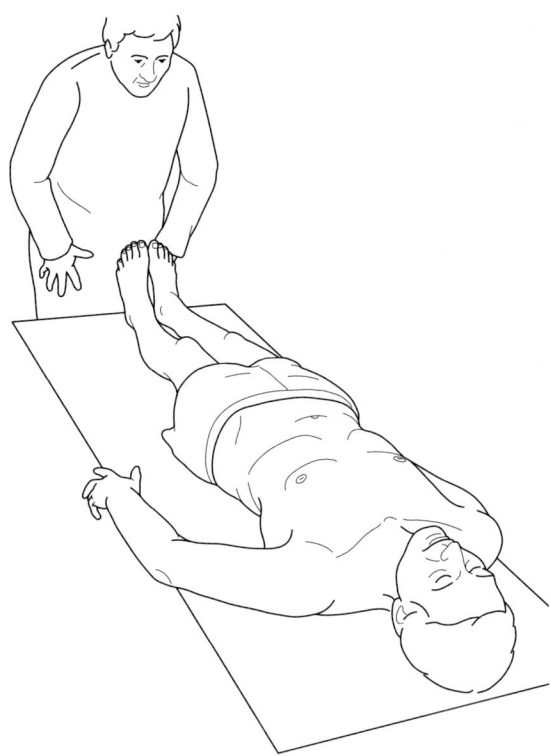

76

77 Palpation der Leistengegend mit Hustentest auf Leistenhernie

Bis auf reiskorngroße Unebenheiten durch normale Lymphknoten sind beim Gesunden keine Schwellungen tastbar.

Den beeinträchtigten Patienten lässt man im Liegen Husten. Die direkte Leistenhernie wird dabei meist sichtbar und tastbar. Die indirekte Leistenhernie braucht meist eine längerdauernde Provokation um hervorzutreten, z.B. den Patienten hinstellen und pressen lassen. Eine inkarzerierte Leistenhernie lässt sich entweder als kleine, walnussgroße Verhärtung oder als großer Tumor, der sofort ins Auge fällt, tasten.

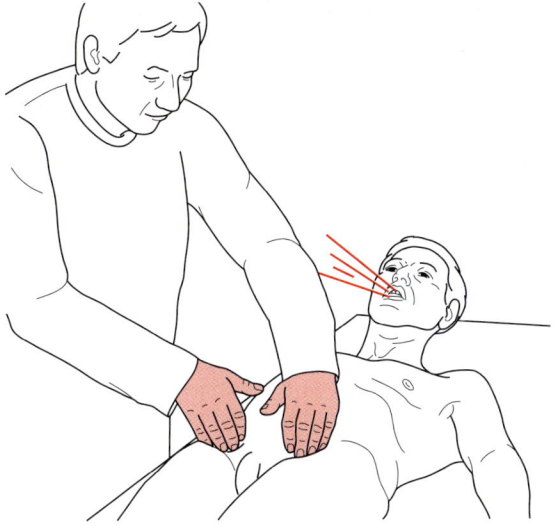

77

78 Palpation des Abdomens

Der Patient liegt flach auf dem Rücken mit entspannter Bauchdecke. Der Untersucher achtet darauf, dass seine palpierende Hand warm ist. Er beginnt mit einer oberflächlichen Palpation im rechten Unterbauch und dann weiter im Uhrzeigersinn bzw. im Verlauf des Dickdarms bis er im linken Unterbauch ankommt. Die Palpation wird dann mit größerer Eindringtiefe auf derselben zirkulären Bahn durchgeführt. Während der abdominalen Palpation blickt der Untersucher in das Gesicht des Patienten und achtet auf palpable Resistenzen und Schmerzen des Patienten (lokalisiert oder generalisiert, z.B. bei Peritonitis).

79–80 Leberpalpation, einhändig und bimanuell

Die rechte Untersucherhand trachtet einhändig (79) oder mit Hilfe der aufgelegten, Druck ausübenden linken Hand bimanuell (80) unter Ausnutzung der exspiratorischen Bauchdeckenentspannung tief unter den Rippenbogen zu gelangen, um während der folgenden Inspiration den unteren Leberrand zu ertasten. Dabei werden Konsistenz, Oberflächenbeschaffenheit und Druckdolenz beurteilt. Bei normalgewichtigen, gesunden Personen ist der untere Leberrand unter dem Rippenbogen gerade tastbar. Ein fehlender Tastbefund kann normal sein. Druckdolenz findet sich z.B. bei Hepatitis oder Stauungsleber, eine knotige Oberfläche bei Lebertumoren, -metastasen und Leberzirrhose. Positives Murphy-Zeichen: siehe Kapitel 3.2.3 Abdomen; hepatojugularer Reflux: siehe Bildführer 47–48.

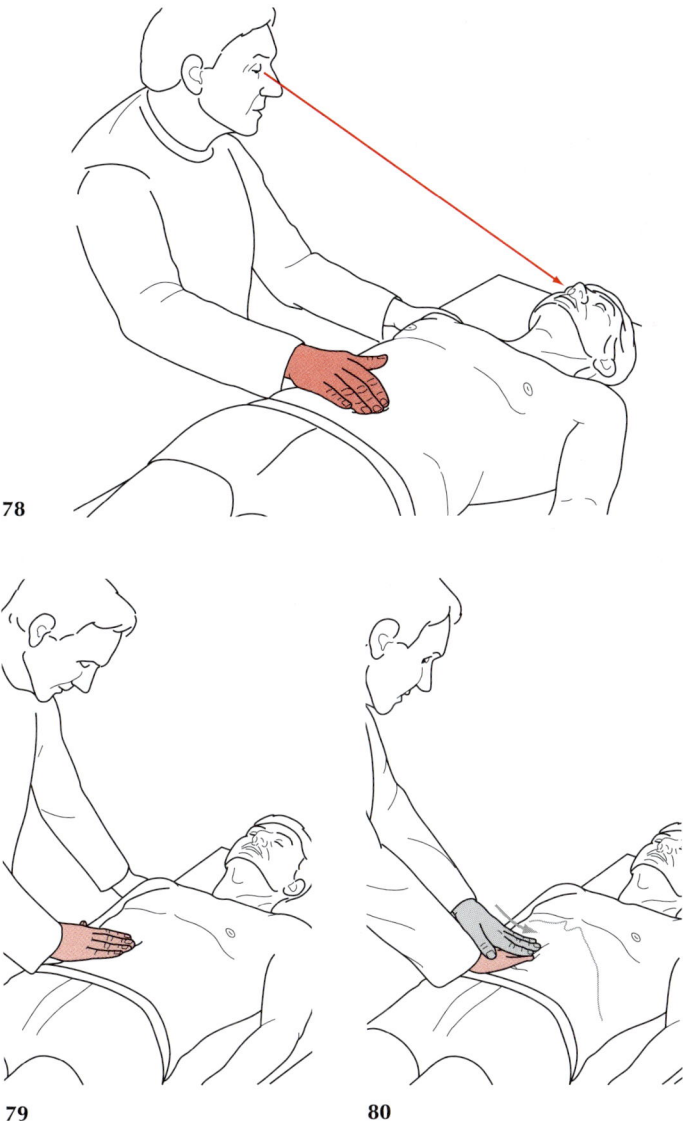

78

79   **80**

81–82 Milzpalpation in Rücken-und Rechtsseitenlage

Die normale Milz kann auch bei tiefem Vordringen der Untersucherhand unter den linken Rippenbogen weder in Rücken- (81) noch in Rechtsseitenlage (82) ertastet werden. Dagegen dehnt sich eine vergrößerte Milz in Richtung des rechten Unterbauches aus, so dass ihr Rand palpiert werden kann. Es ist sinnvoll vor der Milzpalpation eine Grenzperkussion vom rechten Unterbauch hin zum linken Rippenbogen durchzuführen, um die Palpation nicht zu weit kranial zu beginnen und den Milzrand fälschlich zu verfehlen.

83–84 Nierenpalpation

Die Palpation der Nieren erfolgt kranial des Bauchnabels. Während die rechte Untersucherhand palpiert, giebt die linke Hand ein Widerlager, übergreifend für die linke Niere (83) und seitlich von unten für die rechte Niere (84). Selten sind die Nieren palpabel.

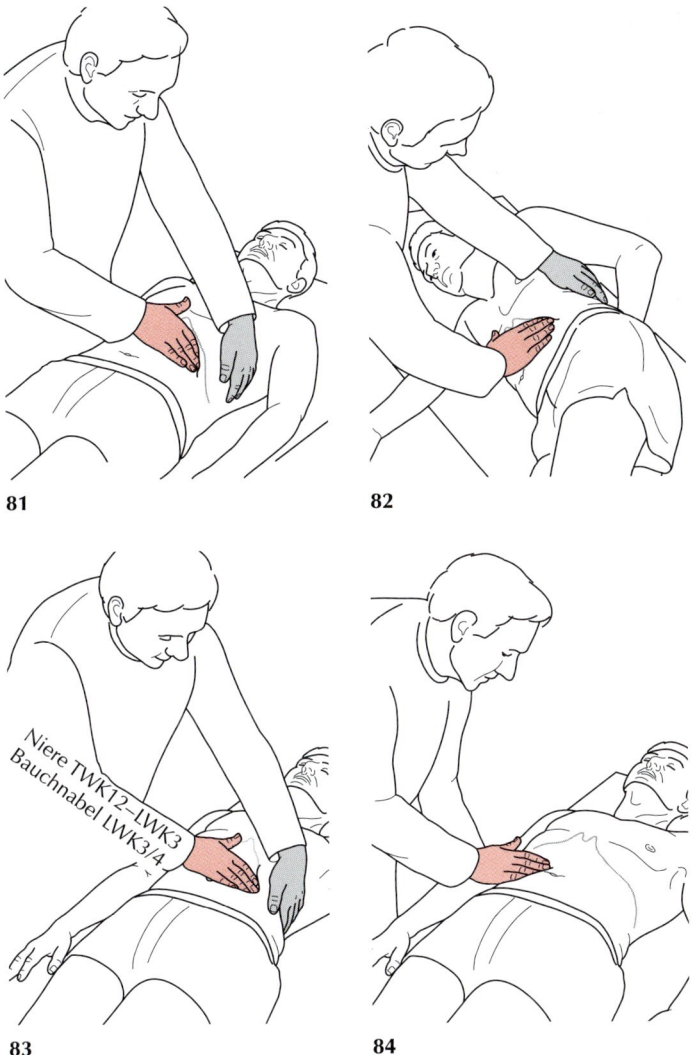

81

82

Niere TWK12–LWK3
Bauchnabel LWK3/4

83

84

85 und 86 Indirekte Perkussion des Abdomens mit Umlagerung bei Aszitesverdacht

Durch indirekte Perkussion können (wie in Kapitel 3.2 ausgeführt) aufgrund des unterschiedlichen Gehalts an Luft oder Flüssigkeit Gewebe gegeneinander abgegrenzt werden. So können u.a. abdominale Organgrenzen, z.B. die gefüllte Harnblase (85), oder auch Grenzen von Flüssigkeitsspiegeln, wie z.B. beim Aszites (Vorkommen z.B. bei Herz-, Nieren-, Leberinsuffizienz oder Peritonealkarzinose), erfasst werden. Der klinische Nachweis eines Aszites ist erst ab ca. 2 Litern Flüssigkeit möglich und erfolgt perkutorisch durch Umlagerung (86): Die Grenze zwischen dorsolateraler Flüssigkeits-Dämpfung und ventraler Gas-Tympanie in Rückenlage wandert nach Seitenlagerung von der Flanke in Richtung des Bauchnabels (shifting dullness).

87 Perkussion auf maximalen Schmerz durch Fingerhaltung nach Plesch

Ein perkutorischer Impuls auf kleinstem, engstem Raum erfolgt durch die Fingerhaltung nach Plesch. Dabei ist der Plessimeterfinger (Mittelfinger der linken Hand) im proximalen Interphalangealgelenk um 90° abgewinkelt und der Perkussionsschlag des rechten Mittelfingers erfolgt senkrecht von oben auf die ausgerichtete Mittelphalanx des Plessimeterfingers. So können Bereiche größten Schmerzes (z.B. somatischer Schmerz, siehe Kapitel 3.2.3) genauer eingegrenzt werden.

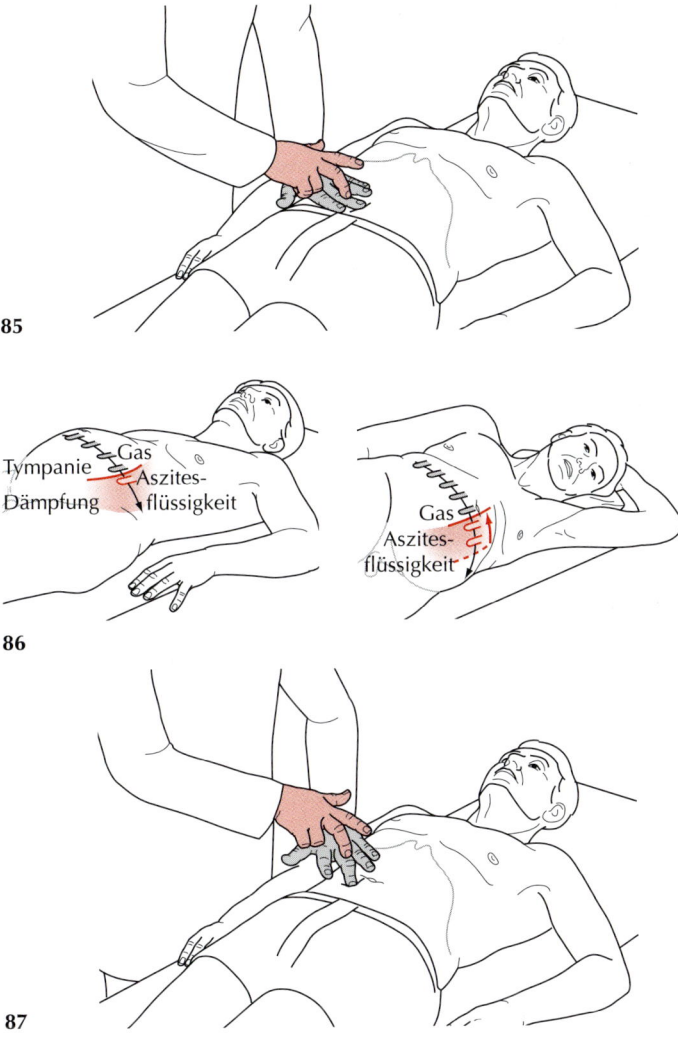

85

Tympanie
Dämpfung
Gas
Aszites-
flüssigkeit

Gas
Aszites-
flüssigkeit

86

87

88 Auskultation der abdominalen Peristaltik

Die Darmgeräusche werden in allen abdominalen Quadranten beurteilt (physiologischer Klang sowie Befunde z.B. bei Ileus: siehe Kapitel 3.2.3 Abdomen).

89 Auskultation abdominaler Arterien und der Femoralarterien

Auskultationspunkte für die arterielle Auskultation im Bauchbereich ergeben sich aus der Topographie der Aorta und ihrer Äste. In Projektion auf die Wirbelsäule verläuft die abdominale Aorta vom Thorakalwirbelkörper 12 bis zum Lendenwirbelkörper (LWK) 4 und teilt sich dann nach Abgang der Nierenarterien zwischen dem 1. und 2. LWK an der sog. Aortengabel in die rechte und linke Arteria iliaca communis. Der Bauchnabel projiziert sich auf den Zwischenraum des 3. und 4. LWK. Auch sollten immer die Femoralarterien auskultiert werden (Auskultationspunkt: gerade unterhalb des Leistenbandes genau auf der Höhe der halbierten Linie zwischen Spina iliaca anterior superior und Symphysenmitte).
Systolische Geräusche und besonders solche, die bis in die Diastole reichen, geben Hinweise auf Gefäßstenosen.

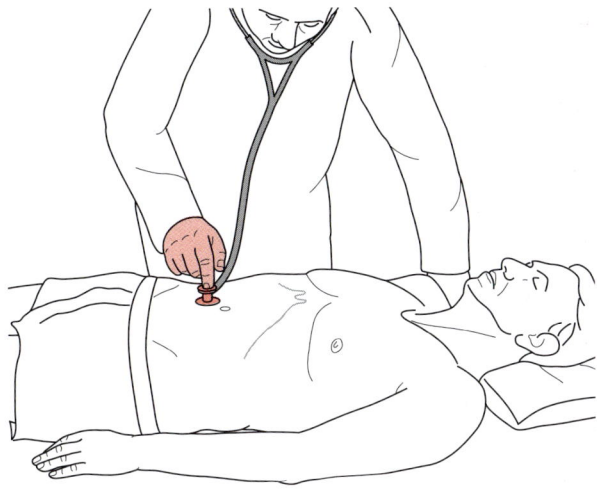

88

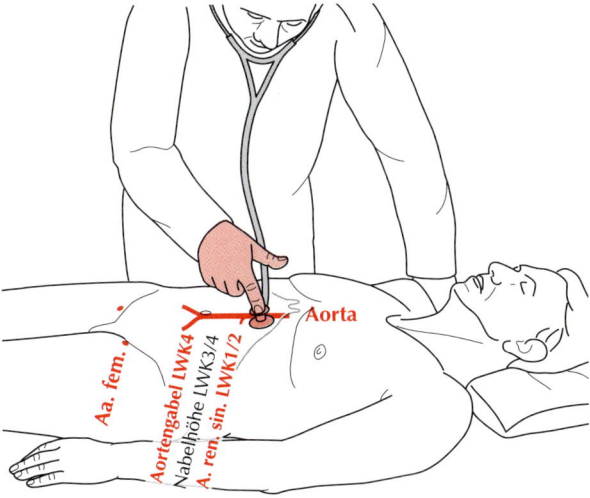

89

90–92 Palpation der Beinarterienpulse

An den Auskultationspunkten der beiden Femoralarterien (siehe 89) werden die Femoralarterienpulse palpiert (90).

Die Palpation der Arteria poplitea links (91) und rechts (92) erfolgt zur Entspannung der Poplitealfaszie am ca. 45° gebeugten Knie des Patienten. Der Untersucher palpiert bimanuell und dringt mit seinen palpierenden Fingern tief in die Kniekehle ein (durch die Beugung im Knie entsteht eine tiefe Grube) und ertastet gerade medial der Mittellinie die Arterie.

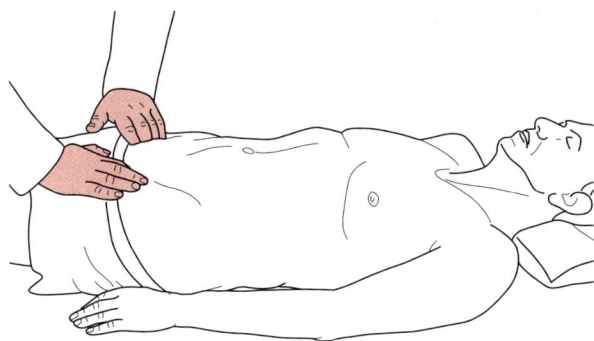

90

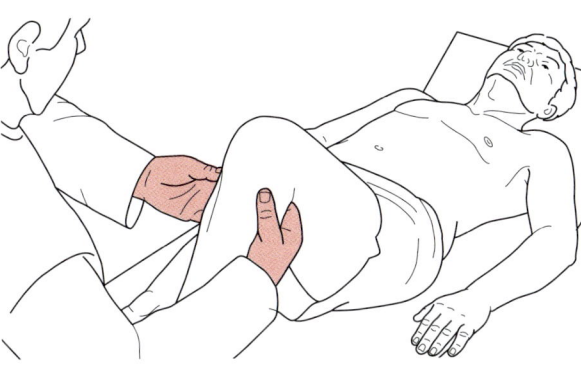

91

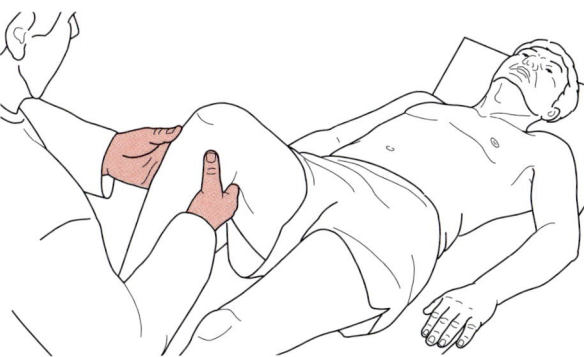

92

93–95 Palpation der Beinarterienpulse

Die linke und rechte Arteria dorsalis pedis (93) sind im Verlauf (gerade lateral) der Sehne des Musculus extensor hallucis longus zu tasten.

Die Pulse der Arteria tibialis posterior links (94) und rechts (95) werden jeweils gerade hinter dem medialen Malleolus des Tibiaknochens getastet.

Abgeschwächte oder fehlende Pulse können Hinweise auf eine periphere arterielle Verschlusskrankheit (PAVK) geben.

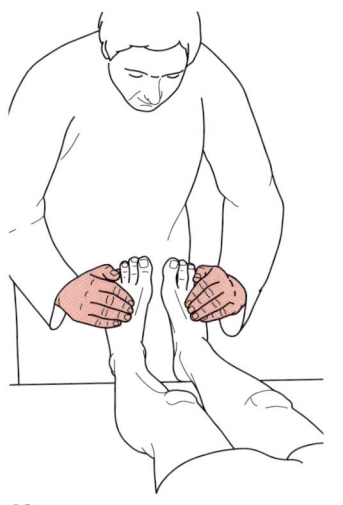

93

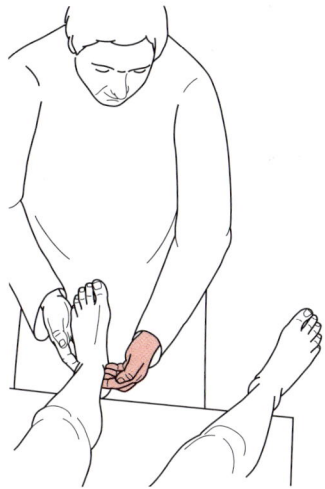

94

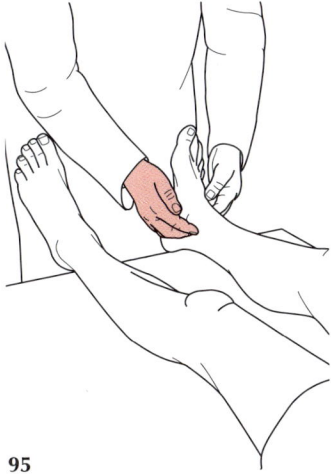

95

96 Palpatorische Prüfung auf Ödeme

Bei Ödembildung bleibt im Gewebe, das mit dem untersuchenden Finger ca. 10 Sekunden anhaltend eingedrückt wurde, nach Entfernen des Fingers eine deutliche Delle (Anasarka: siehe 60). Untersucht werden insbesondere der Knöchel- und Fußrückenbereich (typische Stellen für eine Ödembildung z.B. bei Herzinsuffizienz) sowie prätibial.

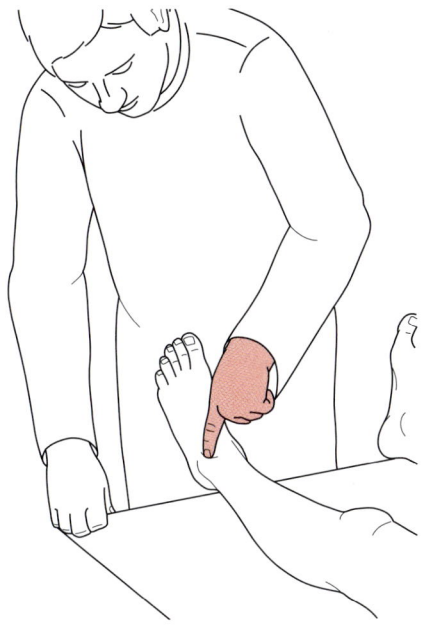

96

97 Prüfung der Tiefensensibilität

Der Patient wird gebeten bei geschlossenen Augen die Richtung anzuge-
ben, in die die Großzehen-Endphalanx passiv bewegt wird. Hierzu beugt
und streckt der Untersucher die Großzehen-Endphalanx des Patienten
seitlich fassend, um keine Information durch ventrale oder dorsale Druck-
empfindung zu geben.
Bei Störungen der Hinterstrangbahnen des Rückenmarks ist die Tiefensensibilität gestört (z.B. funikuläre Myelose durch Vit. B_{12}-Mangel).

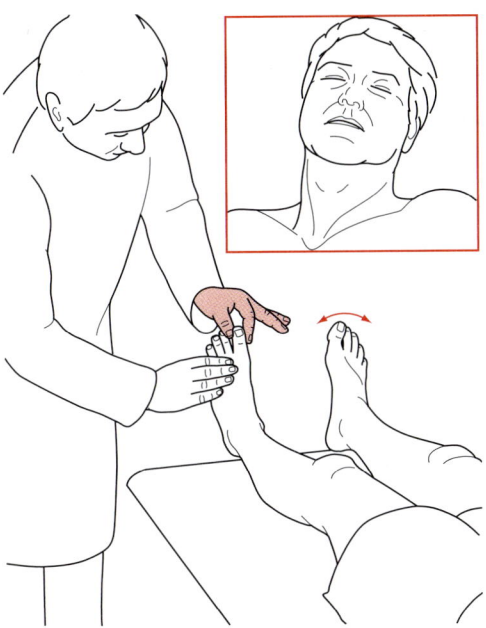

97

98–99 Babinski-Zeichen

Durch Bestreichen der lateralen Fußsohle rechts (98) und links (99) mit einer abgestumpften Stabspitze, z.B. dem Griffende des Reflexhammers, wird geprüft, ob das Babinski-Zeichen, eine Dorsalflexion der Großzehe evtl. mit zusätzlichem Spreizphänomen der 2. bis 5. Zehen, ausgelöst wird. Das Babinski-Zeichen ist ein pathologischer Reflex, der als klinisches Zeichen bei einer Pyramidenbahnschädigung wegen der Kreuzung der Pyramidenbahn auf die Gegenseite in der unteren Medulla oblongata kontralateral auftritt (siehe auch Kapitel 3.2.5 Nervensystem).

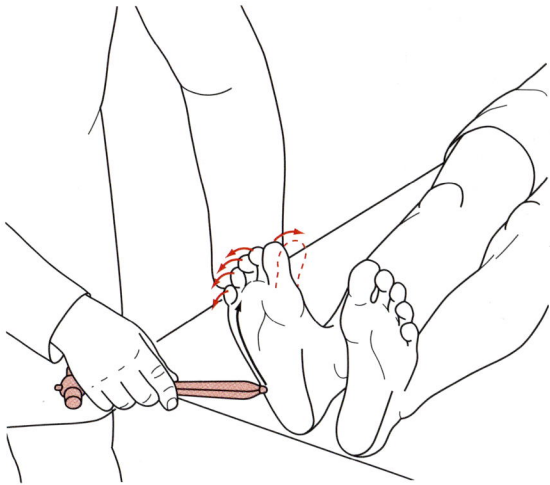

98

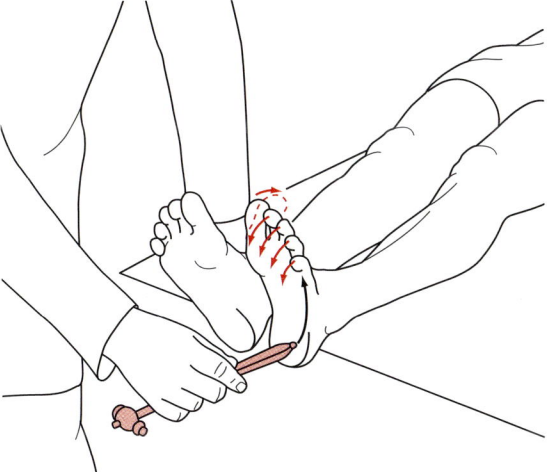

99

100–101 Achillessehnenreflex (Triceps-surae-Reflex), L5–S2

Bei überkreuztem, im Kniegelenk leicht gebeugtem Bein des Patienten wird durch einen Reflexhammerschlag auf die Achillessehne rechts (100) und nach Stellungswechsel des Untersuchers (Eigendrehung um fast 180° und Platzierung am linken Fußende des Krankenbettes) links (101) die Auslösung einer reflektorischen Plantarflexion des Fußes (Muskeleigenreflex über Nervus tibialis, Segment L5–S2) geprüft.

Grundsätzlich werden die Reflexe im Seitenvergleich und im Segmenthöhenvergleich beurteilt.

Die Reflexantwort kann gesteigert sein: beidseits (z.B. durch Angst und Stress), einseitig kontralateral (bei zerebraler Pyramidenbahnläsion, z.B. Hirninfarkt im Bereich der Capsula interna) oder einseitig ipsilateral bei Pyramidenbahnläsion unterhalb der medullären Pyramidenbahnkreuzung bzw. bei bilateralem Schaden unterhalb der Pyramidenbahnkreuzung (z.B. bei Querschnittläsion oder Multiple Sklerose) auch beidseits.

Die Reflexantwort kann vermindert (bis aufgehoben) sein durch Schädigung im Bereich der motorischen Einheit, also z.B. der Alphamotoneurone (z.B. bei Poliomyelitis), der Hinterhornafferenzen (z.B. bei Tabes dorsalis oder Zoster) oder des peripheren Nerven (z.B. bei Polyneuropathie), aber auch z.B. in höherem Lebensalter ohne Krankheitswert. Bevor ein Reflex an der unteren Extremität als fehlend beurteilt wird, sollte immer zu einer besseren Reflexbahnung der Jendrassik-Handgriff (Patient zieht seine Arme bei ineinandergehakten Fingern auseinander) durchgeführt werden.

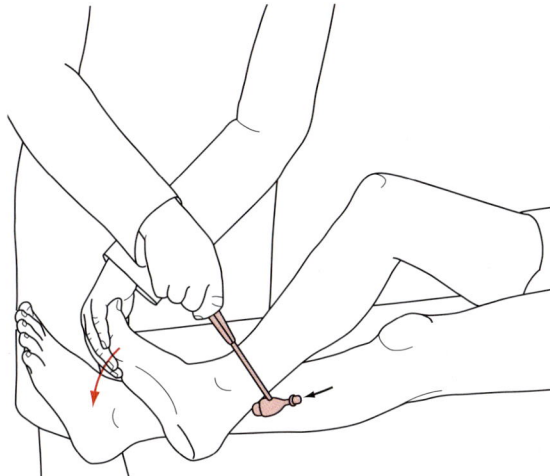

100

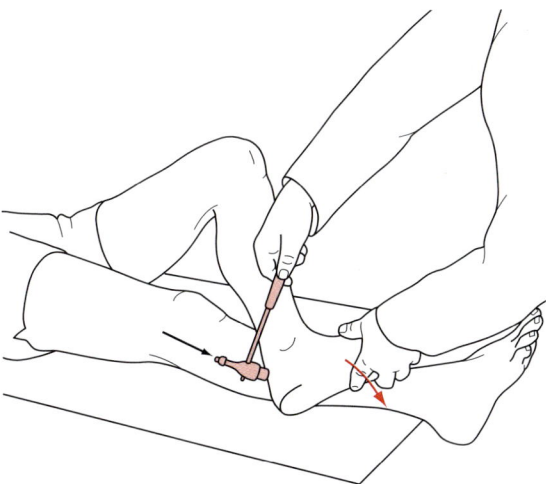

101

102 Patellarsehnenreflex (Quadriceps-femoris-Reflex), L2–L4

Zur Auslösung des Patellarsehnenreflexes unterfährt der linke Untersucherarm die leicht gebeugten Beine des auf dem Rücken liegenden Patienten und führt mit der rechten Untersucherhand einen Reflexhammerschlag rechts und links auf die Sehne des Musculus quadriceps femoris unterhalb der Patella aus. Dabei wird die Auslösung einer reflektorischen Beinstreckung im Kniegelenk (Muskeleigenreflex über Nervus femoralis, Segment L2–L4) geprüft.

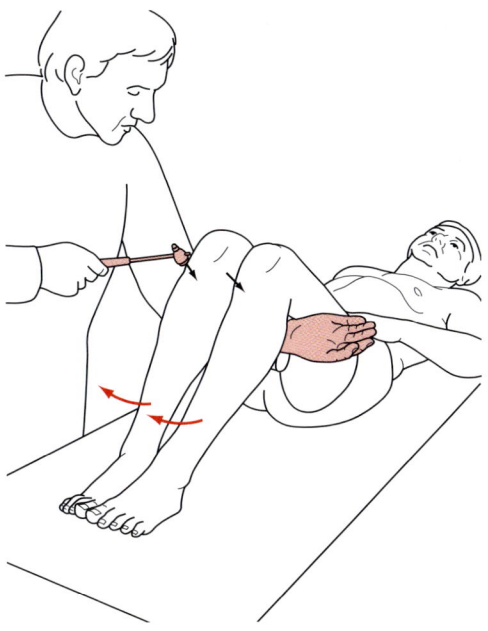

102

103 Bauchhautreflex, Th6–Th12

Durch kurzes Bestreichen der Bauchhaut in verschiedenen Höhen (Orientierungspunkt Bauchnabel: Segment Th10) mit einer abgestumpften Stabspitze, z.B. dem Griffende des Reflexhammers, wird die Auslösung einer reflektorischen Kontraktion der ipsilateralen Bauchmuskulatur (physiologischer Fremdreflex) geprüft.

Ein fehlender Bauchhautreflex kann als klinisches Zeichen bei Läsion der Pyramidenbahn, manchmal aber auch ohne Krankheitswert vorkommen.

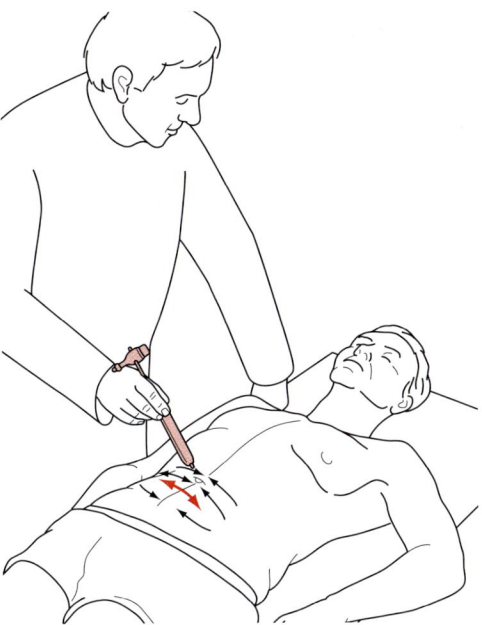

103

104–105 Bizepssehnenreflex (Biceps-brachii-Reflex), C5–C6

Bei adduziertem Oberarm und leicht gebeugtem Unterarm des Patienten legt der Untersucher seinen Finger in die Ellenbeuge des Patienten auf die Sehne des Musculus biceps brachii und platziert den Reflexhammerschlag auf diesen Untersucherfinger zunächst rechts (104: Zeigefinger) und nach Hammergriffdrehung um 180° links (105: Daumen), um die Auslösung einer reflektorischen Armbeugung im Ellenbogengelenk (Muskeleigenreflex über Nervus musculocutaneus, Segment C5–C6) zu prüfen.

106–107 Radiusperiostreflex (Brachioradialisreflex), C5–C6

In derselben Armhaltung wie zum Bizepssehnenreflex erfolgt der Reflexhammerschlag rechts (106) und links (107) auf die distale Radiuskante, um die Auslösung einer reflektorischen Armbeugung im Ellenbogengelenk (Muskeleigenreflex über Nervus radialis, Segment C5–C6) zu prüfen.

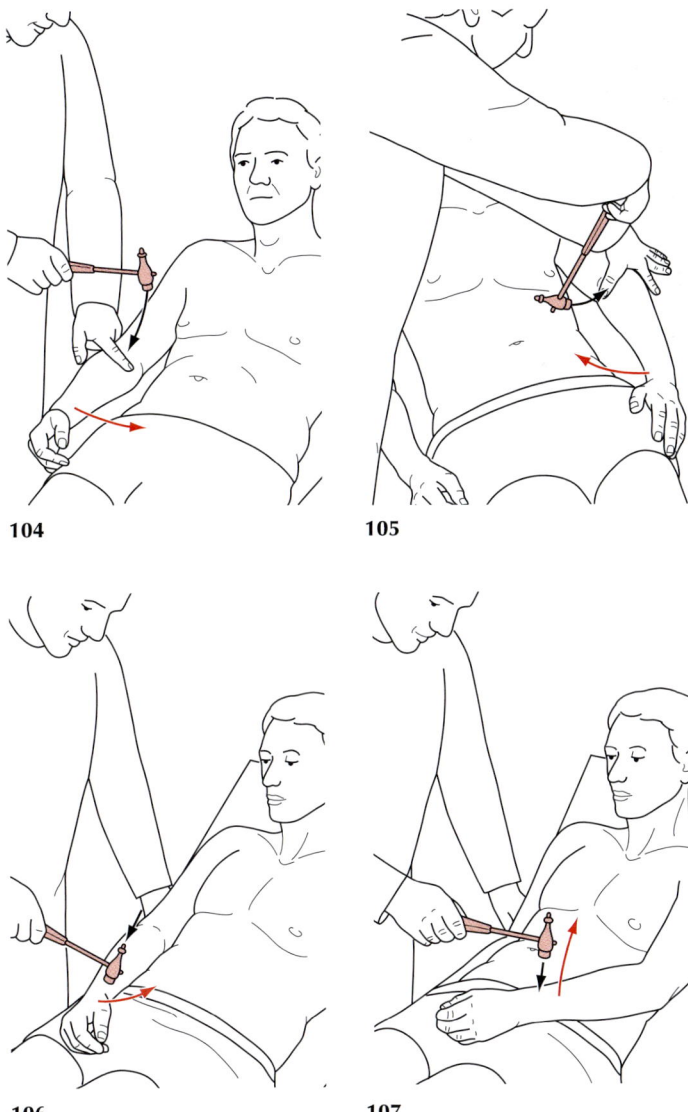

104

105

106

107

108–109 Trizepssehnenreflex (Triceps-brachii-Reflex), C6–C8

Durch Reflexhammerschlag auf die Sehne des Musculus triceps brachii oberhalb des Olekranons bei angewinkeltem Unter- und abgewinkeltem Oberarm des Patienten wird die Auslösung einer reflektorischen Armstreckung im Ellenbogengelenk (Muskeleigenreflex über Nervus radialis, Segment C6–C8) geprüft. Dabei wird der rechte Patientenarm im Ellenbogenbereich von der linken Untersucherhandfläche unterstützt (108) und der linke Ellenbogenbereich des Patienten durch Erfassen des proximalen Unterarms (109).

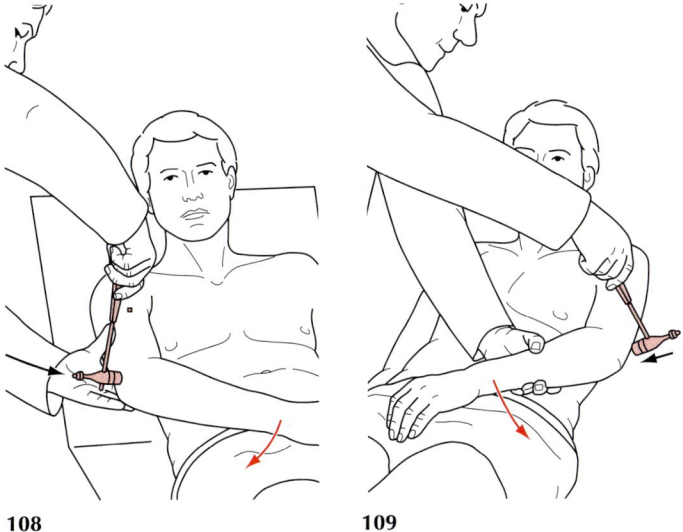

108 **109**

110 Chvostek-Zeichen

Durch Beklopfen des Fazialisstamms vor dem Ohr des Patienten wird die Auslösung einer reflektorischen Kontraktion der gleichseitigen Gesichtsmuskulatur (Chvostek-Zeichen) geprüft, einem klinischen Zeichen neuromuskulärer Übererregbarkeit bei Tetanie (z.B. Hyperventilationstetanie).

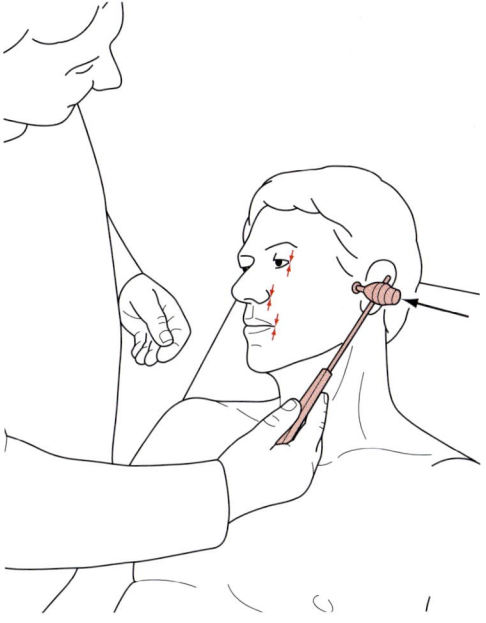

110

111–112 Muskeltonus

Der Untersucher beugt (111) und streckt (112) rasch den rechten und linken Unterarm des Patienten (ohne dass dieser aktiv mitbeugt oder streckt) und fühlt dabei den passiven Widerstand (Muskeltonus). Beurteilt wird der Muskeltonus u.a. im Seitenvergleich: Im akuten Stadium eines Hirninfarkts z.B. besteht zunächst eine einseitige herdkontralaterale Muskelhypotonie bevor sich nach einigen Tagen eine Spastik (Muskelhypertonie, erhöhter Widerstand) entwickelt (siehe auch Kapitel 3.2.5 Nervensystem).

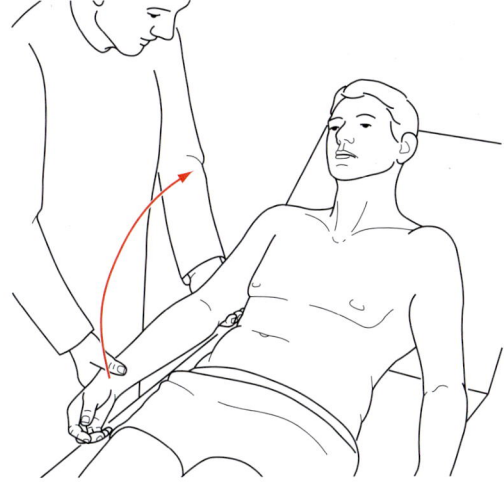

111

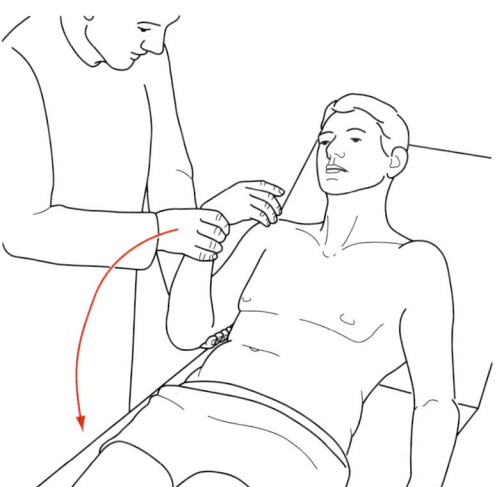

112

113–114 **Armhalteversuch**

Der Patient hält bei geschlossenen Augen beide Arme in Supinationsstellung (Handfläche oben) in der Horizontalen vor sich (113), während der Untersucher auf unwillkürliche Armbewegungen achtet: Bei minimaler Pyramidenbahnschädigung (114) kommt es im Armhalteversuch zu einer herdkontralateralen Pronation des betroffenen Arms, bei höhergradiger Parese zusammen mit einem Absinken des Arms.

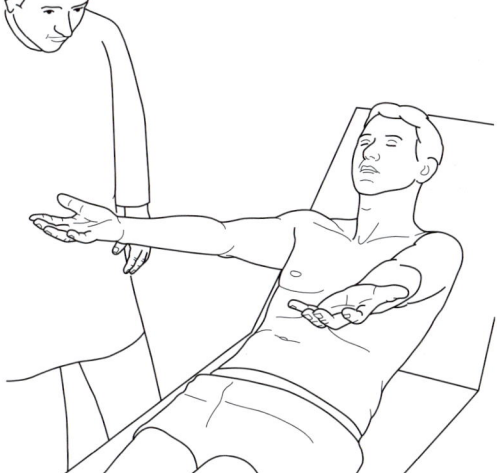

113

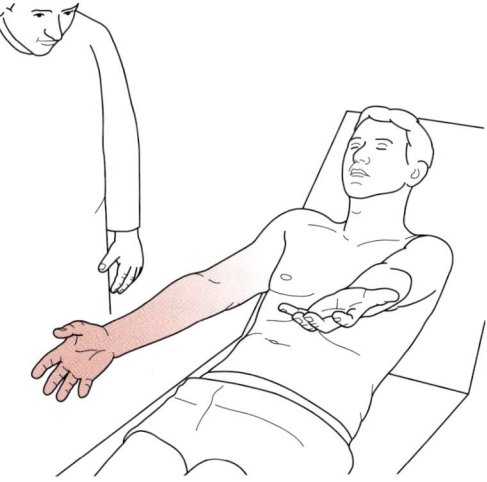

114

115–116 **Finger-Nase-Versuch**

Der Patient führt bei geschlossenen Augen seine Zeigefingerspitze in einer weit ausholenden Bewegung (115) langsam zu seiner Nasenspitze (116), während der Untersucher die Bewegungskoordination beurteilt.

Bei Störung der Koordination (Ataxie als mögliche Folge u.a. einer zerebellaren, spinalen oder vestibulären Störung) sind fein dosierte zielgerichtete Bewegungen nicht möglich. Bei einer zerebellaren Ataxie z.B. führt der Zeigefinger umso ausfahrendere Bewegungen aus, je mehr er sich der Nasenspitze nähert (Intentionstremor), und es gelingt ihm nicht, die Nasenspitze gezielt zu treffen.

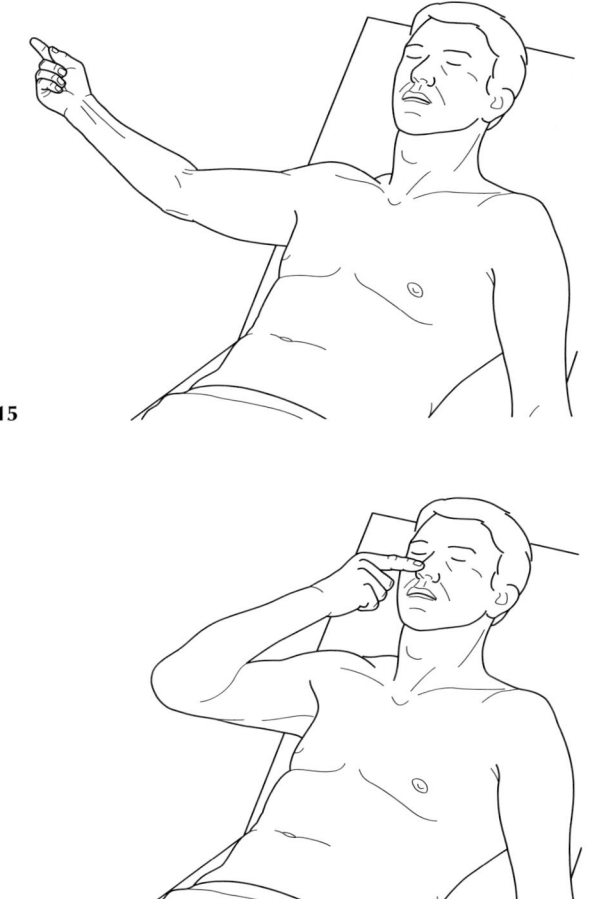

115

116

117 Rektale Untersuchung

Die Untersuchung kann in Rückenlage mit gering gespreizten und auf-
gestellten Beinen erfolgen oder in Links- bzw. Rechtsseitenlage (117). Er-
stere und Letztere haben den Vorteil beim Mann, dass die physiologische
Zeigefingerbeugung des Untersuchers leichter dem gekrümmten Weg zur
ventralen Analwand folgen kann, vor der die Prostata liegt.

Die Untersuchung beginnt mit der Inspektion der Analregion. Durch Bestreichen des äußeren Analrings wird der Analreflex (reflektorische Kontraktion des Musculus sphincter ani externus, physiologischer Fremdreflex,
Segment S3–S5) geprüft. Zur digitalen Palpation (normalerweise nicht
schmerzhaft) wird der Zeigefinger (geschützt durch Einmalhandschuh
oder Fingerling) mit Vaseline bestrichen und nach Pressenlassen (Hä-
morrhoiden?, Prolaps?) peranal eingeführt. Der Untersucher beurteilt die
Schleimhautwände von Analkanal und Rektum, ventral beim Mann die
Prostata (Größe, Konsistenz, Oberfläche, Dolenz) bzw. bei der Frau den
Gebärmutterhals sowie nach kranial ventral den Douglas-Raum. Vor dem
Herausziehen des Zeigefingers wird der Sphinktertonus, spontan und nach
Aufforderung zum Schließen, registriert, nach dem Herausziehen evtl.
vorhandene Blut und Stuhlreste am Einmalhandschuh bzw. Fingerling.

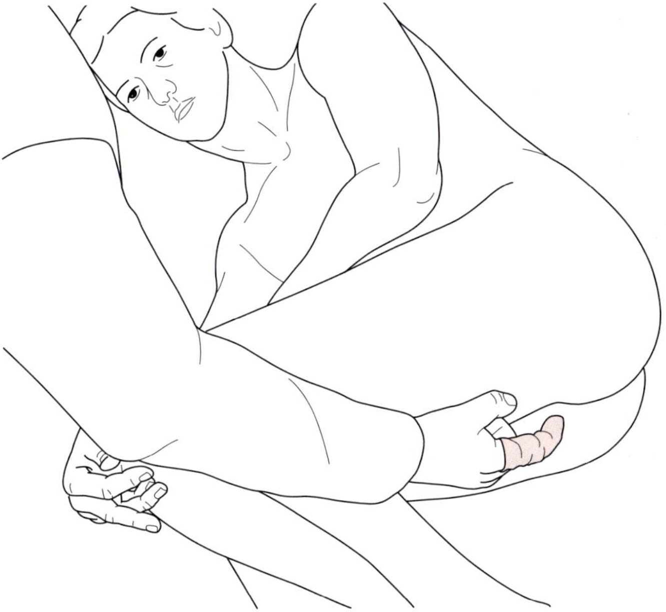

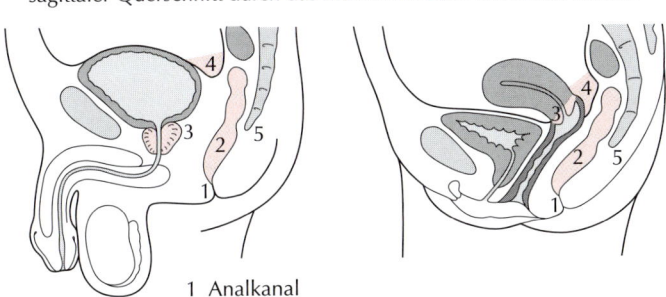

sagittaler Querschnitt durch das männliche bzw. weibliche Becken

1 Analkanal
2 Rektum
3 beim Mann Prostata, bei der Frau Gebärmutterhals
4 Douglas-Raum
5 Steißbein

118 Blutdruckmessung am Arm

Die Manschette (Breite je nach Oberarmumfang, um falsch hohe oder falsch niedrige Messergebnisse zu vermeiden) des Blutdruckmessgeräts wird dem Oberarm (in Herzhöhe) des entspannten Patientenarms umgelegt, die Stethoskopmembran in der Ellenbeuge medial (über der Arteria brachialis) platziert. Dann wird die Manschette auf Werte oberhalb des erwarteten Blutdruckes aufgepumpt (Radialispuls nicht mehr tastbar), um den aufgebauten Druck langsam wieder abzulassen und dabei auf auskultierbare pulssynchrone vaskuläre Geräusche (Korotkow-Ton) zu achten: Sie beginnen beim systolischen Blutdruck und werden beim diastolischen Blutdruck deutlich leiser.

Die Blutdruckmessung erfolgt an beiden Armen und wenn möglich im Sitzen. Die Höhe des physiologischen Blutdrucks ist u.a. abhängig vom Lebensalter. Bei Erwachsenen werden Werte über 140 mmHg systolisch bzw. über 90 mmHg diastolisch als arterielle Hypertonie klassifiziert. Seitendifferenz der Blutdruckwerte am Arm von mehr als 20 mmHg ist pathologisch (klinisches Zeichen z.B. des Subclavian-steal-Syndrom).

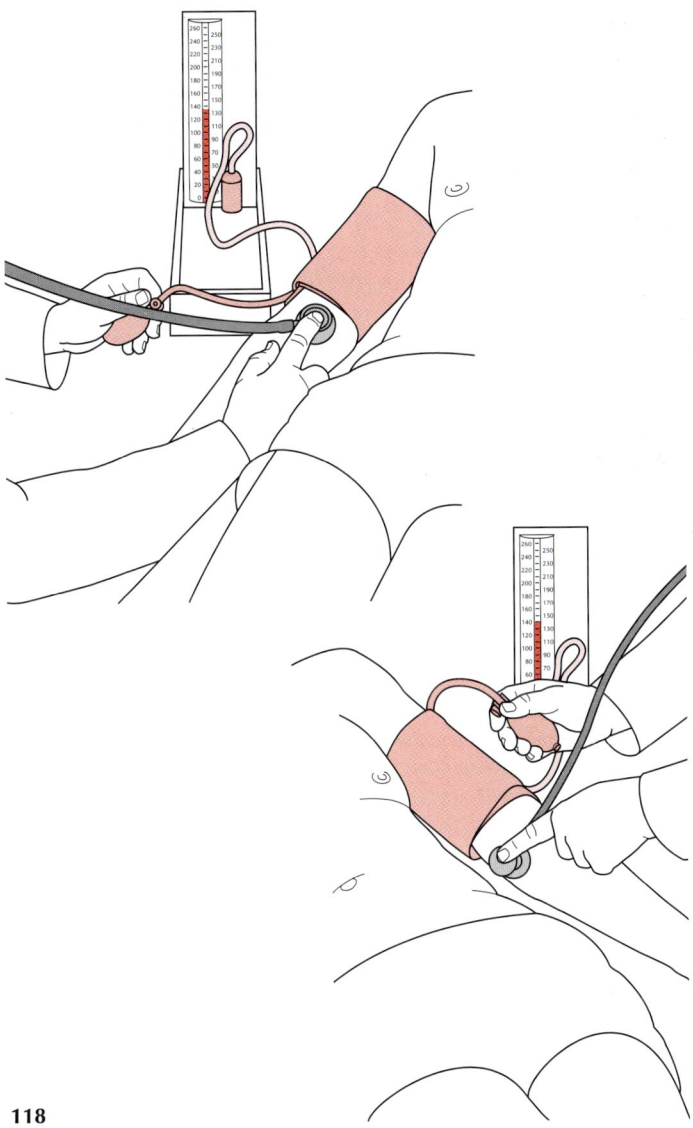

7. Die moderne körperliche Untersuchung: 200 Jahre alt

Der grundlegende medizinische Fortschritt von der spekulativen Annahme von „Säften der Humoralpathologie" und den „epidemischen Fiebern" zur Objektivierung der pathologisch-anatomischen Läsion, von einem phänomenologisch-klinischen zu einem pathologisch-anatomisch begründeten Krankheitsbegriff, von hippokratisch-exspektativer Beobachtung am Krankenbett zur aktiven Provokation von Krankheitszeichen vollzog sich an der Schwelle des 19. Jahrhunderts (Shryock, 1947). In Paris führte die Entwicklung dieser Medizin in den folgenden Jahrzehnten zu ihrem Höhepunkt. Die Lehrmeinungen waren alles andere als einheitlich (Lichtenthaeler, 1977a), aber dieser Medizin waren gemein: die körperliche Untersuchung, die pathologische Anatomie und die Statistik (Ackerknecht, 1967a).

Vorarbeit hatte 1761 der italienische Arzt G.B. Morgagni geleistet, indem er in seinem Lebenswerk „De sedibus et causis morborum" Krankengeschichte, Krankheitsverlauf und Leichenschau in Beziehung setzte und folgerte, dass Sitz und Ursache der Krankheiten in den kranken Organen begründet sind und dass man nach dem Tod – durch eine Leichenschau – die veränderten Organe erkennen kann (Michler, 1967).

Der Leibarzt Napoleons I., J.N. Corvisart, wünschte sich 1811 ein Werk, in dem beschrieben wird, wie die Krankheiten durch sichere Zeichen schon am Lebenden diagnostiziert werden, um dann an der Leiche bestätigt zu werden. Der Titel sollte in Abwandlung des ihm zum Vorbild dienenden Werkes von Morgagni lauten: "De sedibus et causis morborum per signa diagnostica investigatis et per anatomen confirmatis" (Corvisart, 1811). Zu diesem Werk ist es nie gekommen, aber hiermit waren Grundlagen angedacht, auf denen sich die gesamte Medizin und speziell die Innere Medizin entwickeln sollte.

Im Jahre 1808 wiederbelebte Corvisart die von L. Auenbrugger 1761 beschriebene Methode der direkten Perkussion (Auenbrugger, 1761) durch Übersetzung in die französische Sprache (Corvisart, 1855). Er nutzte Inspektion, Palpation und Perkussion für die Diagnostik von Herz- und Gefäßerkrankungen (Corvisart, 1811). Laennec berichtet, dass er G.L. Bayle als ersten die direkte Auskultation auf Corvisarts Klinik habe anwenden sehen.

Die Wertung von Symptomen und klinischen Zeichen erfolgte durch die pathologische Anatomie und durch eine mit einfacher Statistik abgesicherte Erfahrung. Durch diese beiden Kontrollinstanzen hob sich die neue physikalische Diagnostik deutlich ab von der bloßen Sinneswahrnehmung des Empirikers, der den Befund nur mit Hilfe der Erfahrung am Krankenbett deuten konnte (Michler, 1970). Auf der Grundlage der pathologischen Anatomie aber konnte nun gezielt nach einem Organ palpiert werden (Michler, 1972), und auch die Inspektion sah jetzt die äußerlichen Zeichen kritisch im Lichte der pathologischen Anatomie – äußerliche Zeichen wurden nun gewissen organischen Veränderungen zugeordnet. Die Vorstellungen des verborgenen pathologisch-anatomischen Substrates, die sich nun mit der Feststellung eines äußerlich sichtbaren Zeichens verbanden, führten zur Aufwertung dieses Zeichens, was sich unter anderem durch die Beifügung des Eigennamens des Erstbeschreibers manifestierte (Kelly, 1948). Damit ging auch die Inspektion als erneuerte Methode in die moderne physikalische Diagnostik ein (Thomsen, 1982).

Im Jahre 1819 führte Corvisarts Schüler, R.T.H. Laennec, die mittelbare Auskultation ein (Laennec, 1837), nachdem er durch Zufall (Ackerknecht, 1967b) entdeckt hatte, dass eine auf den Brustkorb des Patienten aufgesetzte Röhre Vorteile gegenüber der direkten Auskultation hatte. Das Stethoskop war erfunden.

Kaum zehn Jahre später beschrieb P.A. Piorry die mittelbare Perkussion (Piorry, 1828), die er mithilfe eines Plessimeters ausführte, und 1837/38 fasste er in einem dreibändigen Werk (Piorry, 1837/38), auf fast 2000 Seiten, die klinischen Untersuchungsmethoden zusammen, so wie sie in der Nachfolge von Corvisart und anderen in den großen Pariser Krankenhäusern entwickelt und ausgeführt worden waren.

Die neue Klangwelt von Perkussion und Auskultation führte zunächst zu dem Fehlschluss mancher französischer Kliniker, jedes Organ und jede Krankheit habe ihren spezifischen Ton, zu erkennen wie die Wachtel an ihrem Schlag oder der Kuckuck an seinem Ruf (Lesky, 1970). Aber der Wiener Arzt J. Skoda konnte 1839 eine in ihren Grundzügen noch heute gültige Theorie der Perkussion und Auskultation vorlegen (Skoda, 1839). Indem er die physikalischen Gesetze des Schalles anwendete, befreite er die Töne und Geräusche von den subjektiven Wertungen der französischen Kliniker. Damit waren um die Mitte des 19. Jahrhunderts die Methoden der modernen physikalischen Diagnostik: 1. kritische Inspektion, 2. gezielte Palpation, 3. Perkussion und 4. Auskultation fest eingeführt.

In den folgenden Jahrzehnten wurden neue Erkenntnisse und Einsichten gewonnen durch die naturwissenschaftliche Aufklärung der Schallphänomene aus Perkussion und Auskultation. Nach dem Ersten Weltkrieg führten eine weiterentwickelte Verstärkertechnik und eine verbesserte Empfindlichkeit der Mikrophone und Registrierinstrumente erstmals zu brauchbaren Aufzeichnungen von Schallkurven im medizinischen Schrifttum (Landes,

1938). Klinische Weiterentwicklungen fanden besonders auf dem Gebiet der Neurologie (Haymaker, 1970) statt, z.B. durch Einführung der Reflexprüfung 1875 durch W. Erb (Erb, 1875) und C. Westphal (Westphal, 1875). Auf den Vorarbeiten des Russen W.P. Obrastzow aufbauend verfeinerte der gebürtige Balte T. Hausmann kurz nach der Jahrhundertwende die Abdominalpalpation durch neue Techniken der Gleit- und Tiefenpalpation sowie durch Berücksichtigung physiologischer Gesichtspunkte und brachte somit die Methode noch einmal voran (Hausmann, 1910) – gegen den Trend, denn die Periode der anatomopathologisch-klinischen Tradition (Lichtenthaeler, 1977b) war vorüber.

Die Übernahme von Wissen aus der Biologie, Chemie und Physik hatte zunehmend neue Gesichtspunkte in die Diagnostik eingebracht. Das „Lehrbuch klinischer Untersuchungsmethoden" von Th. Brugsch und A. Schittenhelm aus dem Jahre 1908 (Brugsch, 1908) zeigt deutlich die technische Zurüstung bei der Krankenuntersuchung und markiert die Wende in eine neue Zeit.

Die klinische Untersuchung heute muss sich behaupten in einem Umfeld der biochemischen Laboratorien, der Röntgeninstitute, der endoskopischen Abteilungen und zytologischen Untersuchungsplätze, der Elektro- und Ultraschalldiagnostik. Sie bleibt aber die unentbehrliche Grundlage für die Diagnostik am Krankenbett.

Literatur

Ackerknecht, E.H., Medicine at the Paris Hospital 1794–1848, Johns Hopkins Press Baltimore 1967a, S. XI

Ackerknecht, E.H., (1967b), op.cit., S. 90

Auenbrugger, L., Inventum novum ex percussione thoracis humani ut signo abstrusos interni pectoris morbus detegendi (1761), Aus dem Original übersetzt und eingeleitet von Prof. Dr. Victor Fossel, Neue Erfindung mittelst des Anschlagens an den Brustkorb, als eines Zeichens, verborgene Brustkrankheiten zu entdecken, Klassiker der Medizin, hrsg. von Karl Sudhoff, J.A. Barth Leipzig 1912, unveränderter Nachdruck Leipzig 1968

Brugsch, Th., Schittenhelm, A., Lehrbuch klinischer Untersuchungsmethoden, Urban & Schwarzenberg Berlin 1908

Corvisart, J.N., Essai sur les maladies et les lésions organiques du cœur et des gros vaissaux, H. Nicolle Paris 1811a, 2. Aufl., Vorwort

Corvisart, J.N., (1811b), op.cit.

Corvisart, J.N., Nouvelle méthode pour reconnaître les maladies internes de la poitrine par la percussion de cette cavité par Avenbrugger; ouvrage traduit du latin et commenté par J.N. Corvisart, Migneret Paris 1808, Nachdruck Paris 1855

Erb, W., Über Sehnenreflexe bei Gesunden und bei Rückenmarkskranken, Arch. Psychiat. Nervenkr. 5 (1875) 792–802

Hausmann; T., Die methodische Intestinalpalpation, S.Karger Berlin 1910

Haymaker, W., Schiller, F., The Founders of Neurology, One Hundred and Forty-Six Biographical Sketches, Charles Thomas Publisher Springfield 1970, 2. Aufl.

Kelly, E.C., Encyclopedia of medical sources, Williams & Wilkins Baltimore 1948, Unter dem Namen des Erstbeschreibers eines Symptoms oder Zeichens findet man hier den genauen bibliographischen Hinweis auf die Erstveröffentlichung

Laennec, R.T.H., Traité de l'auscultation médiate et des maladies des poumons et du cœur, J.S. Chaudé Paris 1837, 4. Aufl., Tom.I–III

Landes, G., Pierach, A., Perkussion und Auskultation seit Auenbrugger und Laennec, Münch. med. Wschr. 85 (1938) 1459–1462

Lesky, E., Perkussion und Auskultation, Wege ärztlichen Erkennens. In Documenta Geigy: Zur Geschichte diagnostischer Methoden. Basel 1970, Heft I und II, S. 26

Lesky, E., Die Wiener medizinische Schule im 19. Jahrhundert, Böhlau Graz-Köln 1978, 2. Aufl., S. 144

Lichtenthaeler, C., Geschichte der Medizin, Deutscher Ärzteverlag Köln 1977a, 2. Aufl., Bd. II, S. 475–476

Lichtenthaeler, C.,(1977b) op.cit., Bd. II, S. 516

Lorenz, K., Gestaltwahrnehmung als Quelle wissenschaftlicher Erkenntnis, Z. exp. angew. Psychol. 6 (1959) S. 119 und 161

Michler, M., G.B. Morgagni, Sitz und Ursachen der Krankheiten, Auswahlübersetzung, Hubers Klassiker der Medizin und der Naturwissenschaften, Bd. 10, Verlag Hans Huber Bern und Stuttgart 1967

Michler, M., Die Palpation im Corpus Hippocraticum, Janus LVII, 4 (1970) 261

Michler, M., Die Hand als Werkzeug des Arztes, Beiträge zur Geschichte der Wissenschaft und Technik, Heft 12 (1972) 29

Piorry, P.A., De la percussion médiate et des signes obtenus à l'aide de ce nouveau moyen d'exploration, dans les maladies des organes thoraciques et abdominaux, J.S. Chaudé Paris 1828

Piorry, P.A., Traité de diagnostic et de séméiologie, Pourchet Libraire-éditeur Paris 1837–1838, Tom. I–III

Rousseau, J.J., Emile oder Über die Erziehung, Reclam Stuttgart 1978, S. 556

Shryock, R.H., Die Entwicklung der modernen Medizin, Ferdinand Enke Stuttgart 1947, S. 47–64 und 123–138

Skoda, J., Abhandlung über Perkussion und Auskultation, J.G. Ritter von Mösle`s Witwe & Braumüller Wien 1839

Thomsen, C., Die körperliche Untersuchung nach Piorry, Siebert, Skoda, Dissertation, Hamburg 1982, S. 14

Westphal, C., Über einige Bewegungserscheinungen an gelähmten Gliedern, Arch. Psychiat. Nervenkr. 5 (1875) 803–834

Danksagung

Eigene Skizzen aus dem Jahre 1978 sind der Vorläufer zu diesem Buch. Der Grafiker Herr H. Holtermann, Dannenberg, hat daraus professionelle Bilder gemacht. Seine Kreativität, gepaart mit Präzision, haben die Bilder ausdrucksstark gestaltet. Ihm gilt mein herzlicher Dank.

Meinem Bruder, Dr. med. P. Thomsen, Flensburg, danke ich vielmals für geduldige Mitarbeit bei den anfänglich nötigen Fotoarbeiten, für manchen Rat und das Korrekturlesen.

Mein Studienkollege und Freund Dr. med. D. Helm, Lübeck, hat den Anstoß gegeben, die alten Skizzen aufzuarbeiten und als Buch herauszugeben. Seine Ermutigungen und Ermunterungen haben mich angetrieben, sein fleißiges Korrekturlesen war mir eine große Hilfe. Vielen Dank lieber Dietrich!

Den Lektoren des Verlages Walter de Gruyter, Frau Dr. rer. nat. P. Kowalski und Frau Dr. med A. Wilck schulde ich großen Dank für ihre Geduld mit einem wenig erfahrenen Erstbuchautor, insbesondere hat Frau Dr. Wilck mit außerordentlichem Engagement und Fachwissen immer wieder den Fokus auf das Wesentliche gerichtet und durch eigene Vorschläge vielerorts Verbesserungen eingebracht. Ihnen, Frau Dr. Wilck, gilt mein besonderer Dank!

Meiner Frau Ilse und meinen Kindern Imke und Lea danke ich für die langmütig ertragenen Entbehrungen im Familienleben mit einem Vater, der in England arbeitet und ein Buch schreibt.

Register